BIBLIOTHÈQUE OBSTÉTRICALE

TRAITEMENT

DE

L'ÉCLAMPSIE

PUERPÉRALE

PAR

Le Docteur A. AUVARD

Accoucheur des hôpitaux de Paris

PARIS

OCTAVE DOIN, ÉDITEUR

8, PLACE DE L'ODÉON, 8

1889

BIBLIOTHÈQUE OBSTÉTRICALE

DU MÊME AUTEUR :

De la pince a os et du cranioclaste. — *Thèse. Paris*, 1884.

De la conduite a tenir dans les cas de placenta prævia. *Thèse d'agrégation*. 1886.

Travaux d'obstétrique. — Tomes I, II, III. Paris, 1889.

ÉVREUX, IMPRIMERIE DE CHARLES HÉRISSEY

TRAITEMENT

DE

L'ÉCLAMPSIE

PUERPÉRALE

PAR

Le Docteur A. AUVARD

Accoucheur des hôpitaux de Paris

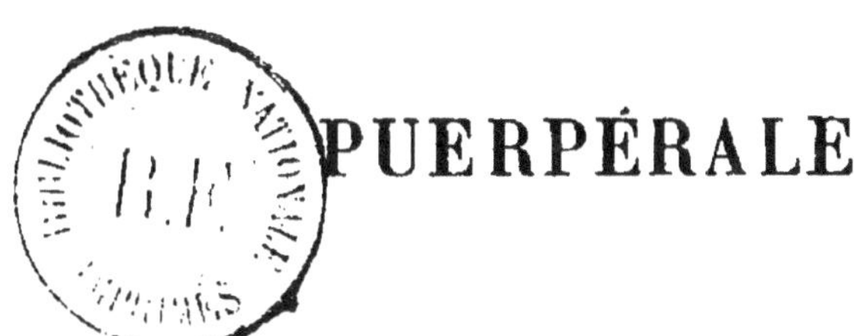

PARIS

OCTAVE DOIN, ÉDITEUR

8, PLACE DE L'ODÉON, 8

1888

PREMIÈRE PARTIE

INTRODUCTION

Tout médecin qui a assisté une éclamptique n'oubliera jamais le tableau offert par les accès de cette terrible maladie.

La face est la première partie atteinte : le front se plisse et se déplisse ; les paupières s'abaissent et se relèvent, et derrière elles le globe de l'œil, entraîné par ses muscles moteurs, est tourné en différents sens, jusqu'à ce que la pupille soit attirée en haut.—Cette pupille, quand on peut l'apercevoir, est dilatée. Elle est indifférente à la lumière ; le cerveau semble mort. — Les ailes du nez sont fortement pincées et abaissées; la bouche, agitée convulsivement, tantôt rit, tantôt pleure, puis elle ne tarde pas à se dévier d'un côté, le plus souvent à gauche. — Les joues se meuvent dans tous les sens. — Toute la tête subit des oscillations qui l'entraînent tantôt à droite, tantôt à gauche, et qui bientôt la fixent définitivement à gauche.

Après quelques secondes de cette danse faciale et

céphalique, qui constitue la première période ou d'invasion de l'accès, en survient une seconde un peu plus longue caractérisée par des convulsions toniques généralisées.

Le masque facial devient immobile, la tête est rejetée en arrière. — La cage thoracique est fixée, la respiration suspendue. — Les bras sont collés au corps, les avant-bras en pronation, les doigts fermés et enroulés sur le pouce. La paroi abdominale est tendue, les membres inférieurs raidis et allongés. — Souvent tout le corps décrit un arc de cercle dont les deux extrémités, tête et pieds, sont seules appuyées sur le lit.

La respiration étant suspendue, la circulation est entravée ; aussi survient-il une cyanose généralisée et rapide, qui, particulièrement accentuée à la face, la rend effrayante. — Il semble que la vie soit sur le point de s'arrêter, sous l'influence de ce spasme général, qui paraît terriblement long aux assistants, malgré sa courte durée.

Au tonisme succède le clonisme, troisième et dernière période de l'accès.

Les convulsions cloniques envahissent tout le corps, de la tête, par laquelle elles commencent, jusqu'aux pieds.

La face est agitée de mouvements analogues à ceux du début, mais plus violents et plus prolongés. — La langue projetée entre les mâchoires est souvent pincée par elles et devient le siège de profondes morsures, accident fréquent de l'accès éclamptique et qu'on recherche volontiers comme élément de diagnostic rétrospectif.

Après la face, toute la tête, puis le thorax, les membres supérieurs, l'abdomen, et enfin les membres inférieurs sont agités de mouvements désordonnés.

Cette convulsion générale, qui se fait sans tendance au déplacement, de telle sorte qu'il est à peine besoin de maintenir la malade, dure quelques instants, deux à trois minutes, après lesquelles le calme renaît.

La répétition des accès est très variable, de même que leur nombre ; quant à l'intervalle qui les sépare, il est rempli tantôt par un coma persistant, tantôt par un demi-coma, une somnolence plus ou moins accentuée, tantôt enfin par un retour complet à l'état normal.

Si l'éclampsie doit conduire à la mort, les accès deviennent de plus en plus fréquents, le coma est complet, la température s'élève et un accès ou une complication pulmonaire, cérébrale, utérine ou autre, emporte la malade. — L'éloignement des accès, leur moindre intensité, le retour de la connaissance, la chute de la température, sont l'acheminement vers la guérison.

L'éclampsie peut survenir pendant la grossesse, le travail, ou le postpartum. Quand elle complique le travail, elle hâte d'habitude la naissance de l'enfant ; dans la grossesse, souvent, mais non d'une manière fatale, elle amène l'expulsion prématurée de l'œuf.

La précédente description n'est qu'une simple définition un peu détaillée de l'éclampsie ; mon but n'est pas ici de tracer la symptomatologie de cette affection, mais d'en exposer le traitement.

Ce traitement a varié avec l'idée qu'on s'est faite
de la maladie, et pour mieux comprendre ces varia-
tions thérapeutiques, il est nécessaire d'en étudier
simultanément l'évolution pathogénique.

*
* *

Les convulsions puerpérales ne commencent à
être clairement définies et décrites que par Mauriceau, et cet esprit observateur, qui a fait faire un pas
si grand à la science obstétricale, a su en tracer la
pathogénie en quelques lignes qui ont fait loi pendant près de deux siècles. — Voici d'ailleurs le
passage en question : « — Ces sortes de convulsions
arrivent toujours pour l'ordinaire aux femmes en
travail, par quelqu'une de ces trois causes : savoir,
ou par la trop grande abondance du sang extrêmement échauffé par l'agitation du travail ; ou à raison
de la grande quantité qui s'en est évacuée par une
perte de sang ; ou bien, comme il arrive souvent dans
les premiers accouchements, à cause de la grande
douleur que la matrice, qui est toute nerveuse, ressent,
qui est excitée par l'extrême distension qu'en fait
l'enfant, laquelle douleur se communiquant au cerveau
avec le sang échauffé qui s'y porte aussi en abondance, cause par sa compression ces convulsions [1]... »
Ainsi Mauriceau reconnaît et décrit trois causes à
l'éclampsie, tantôt la congestion cérébrale, tantôt
l'anémie, tantôt enfin une simple excitation ner-

---

[1] Mauriceau. — *De l'Accouchement naturel*, t. I, p. 336,
6° édition.

veuse ; l'éclampsie dans ce dernier cas ne serait autre qu'une névrose d'origine réflexe à point de départ utérin.

Pendant tout le xviii° siècle, et la première moitié du xix°, les auteurs se rangent aux idées de Mauriceau, soit en admettant ses idées en totalité, soit en adoptant exclusivement l'un des modes pathogéniques invoqués par lui.

C'est ainsi que Levret, Marshal Hall se montrent partisans de la congestion des centres nerveux, — tandis que Baudelocque neveu, Lachapelle, Dubois, Depaul, préfèrent l'éclampsie-névrose. — Marschall de Calvi et Traube adoptent l'anémie des centres nerveux, mais la font dépendre de l'œdème qui envahit ces régions.

Ces idées pathogéniques variées devaient conduire à des thérapeutiques différentes. Les partisans de la congestion placent la saignée au pinacle du traitement. — Les partisans de la névrose à point de départ utérin veulent à tout prix débarrasser l'utérus de son contenu soit en hâtant l'accouchement, soit en faisant l'accouchement forcé, soit enfin en provoquant l'accouchement prématuré. — Les partisans de l'anémie sont pour l'administration de toniques.

Je ne trace ici que les grandes lignes thérapeutiques, laissant de côté à dessein toutes les médications de moindre importance.

* *

A la fin du siècle dernier, en 1770, Cotuguo par la découverte de l'albuminurie amène une véritable révolution médicale qui devait être si féconde en résultats de toutes sortes.

En 1818, Blackall et Wells indiquent les rapports de l'albuminurie, qui commençait à être mieux connue, avec la grossesse ; mais ce n'est qu'en 1849 que Lever et Simpson révèlent ce fait capital de la coïncidence presque constante de l'albuminurie avec l'éclampsie.

Les nombreux travaux publiés depuis et en particulier la thèse de Blot (1849) n'ont fait que confirmer la presque constance de ce rapport.

Dès lors, on attribue à la rétention des matériaux de l'urine, dans le sang, la cause de l'éclampsie. Mais, tandis que tous sont d'accord sur le principe de l'altération du sang par la rétention des éléments de l'urine, la division se fait sur la variété de l'élément retenu. — Wilson incrimine l'urée, et fait de l'éclampsie une urémie. — Frerichs et Treitz croient à l'ammoniémie et considèrent comme coupable le carbonate d'ammoniaque. — Pour Schöttin, il s'agit de créatinémie (rétention de la créatine). — Pour Thudicum, d'urochronémie (rétention de l'urochrone). — Pour B. Jones, d'oxalémie (transformation de l'urée retenue en acide oxalique). — Pour Despine, de potassiémie (rétention des sels de potasse).

Ne se bornant pas à un seul des principes de l'urine, Peter admet que tous les principes sont retenus, et que cette rétention en masse cause les accidents éclamptiques ; c'est la théorie de l'urinémie, bien distincte et différente de l'urémie malgré l'analogie de nom.

Avec cette nouvelle conception de l'éclampsie, il

est naturel d'observer des modifications dans sa thérapeutique.

C'est d'abord le traitement prophylactique qui, par l'emploi du régime lacté, crée une arme précieuse contre cette maladie, puis, comme traitement curatif, on essaye de rétablir la sécrétion rénale diminuée et altérée par l'administration de diurétiques. — On s'efforce, d'autre part, de favoriser l'élimination du produit retenu par la peau (bains chauds, pilocarpine, etc.), par l'intestin (purgatifs).

Toute l'ambition du thérapeute est d'arriver à purifier le sang corrompu par suite de l'insuffisance rénale.

Parallèlement à cette nouvelle thérapeutique, on en institue une autre dont la découverte, relativement récente, a produit de si beaux résultats. Je veux parler de l'anesthésie. Grâce à l'emploi du chloroforme et de l'hydrate de chloral, on calme les phénomènes nerveux de l'éclampsie pendant qu'à l'aide des agents éliminateurs, on s'efforce de lutter contre la cause de la maladie.

C'est sous l'influence de cette double médication combinée, éliminatrice d'une part, anesthésique de l'autre, que le traitement curatif de l'éclampsie a fait un progrès considérable et est arrivé à la perfection actuelle, perfection qui, malheureusement, n'est que relative, ainsi que le prouve la léthalité encore si considérable de cette maladie.

Nous venons de voir la théorie ancienne ou de Mauriceau, puis la théorie moderne ou de l'intoxication du sang par les éléments de l'urine. Avant d'aller plus loin et d'étudier la thérapeutique de l'éclampsie, il importe de préciser l'opinion qu'on doit se faire à l'heure actuelle sur la pathogénie de cette affection, savoir si la vérité est dans la théorie ancienne ou la nouvelle, savoir aussi s'il existe une seule éclampsie ou au contraire plusieurs variétés de cette maladie.

*
* *

Tout accoucheur, qui a vu un certain nombre de cas de convulsions puerpérales, a été frappé de la variété d'intensité qu'elles présentent : ici essentiellement bénignes, se bornant à un simple accès, là terriblement graves et conduisant rapidement à la mort. Pour expliquer ces différences, quelques cliniciens ont été tentés d'admettre deux variétés d'éclampsie, l'une d'origine utérine, simple névrose réflexe à point de départ utérin, l'autre due à l'intoxication du sang. Cette hypothèse qui a été soutenue dernièrement avec ardeur par Cohen, rendait compte du manque possible d'albuminurie avec l'urine normale, il s'agissait alors d'éclampsie utérine; dans le cas contraire, d'éclampsie par intoxication du sang.

Mais il ne suffisait pas d'émettre l'hypothèse, il fallait la justifier, et ses partisans se sont alors trouvés dans l'impuissance. — Comment prouver que l'éclampsie est tantôt un simple réflexe, tantôt une intoxication ? Si on avait dû s'en rapporter uniquement à l'albuminurie, comme elle existe presque toujours, qu'elle ne manque que dans un cas sur mille au plus, c'était avouer qu'en pratique la distinction était inutile. — D'autre part, se baser uniquement sur la gravité des cas, c'était détruire l'hypothèse de la dualité, car entre tous les faits graves et les bénins, il y a tous les intermédiaires qui établissent un trait d'union parfait.

La dualité de l'éclampsie n'est donc qu'une hypothèse, que rien n'est venu justifier, et en général on est d'accord aujourd'hui pour admettre son unité pathogénique, et pour en faire une intoxication du sang par les éléments de l'urine, autrement dit une urinémie.

L'éclampsie est dès lors le résultat de l'insuffisance du rein ; l'indication thérapeutique se déduit bien facilement de cette conclusion : *pour guérir l'éclampsie il faut rétablir le fonctionnement rénal.*

***
** **

Les choses ne sont pas toutefois aussi simples ; il semble, en effet, que l'opinion des accoucheurs, quoique vraie en ce point, soit un peu étroite et exclusive.

Le rein n'est pas le seul organe éliminateur de l'organisme : à côté de lui se trouvent l'intestin, le foie, le poumon, la peau et un peu toutes les glandes de l'économie ; on est en droit de se demander ce que devient le fonctionnement de tous ces centres d'élimination, sous l'influence de l'état puerpéral.

L'étude des modifications somatiques, après la conception, nous montre que, durant la gestation, tout l'organisme subit un surcroît de travail, et chaque organe est obligé d'y contribuer pour sa part. Si, au milieu de ce surmenage qui dure jusqu'au moment de l'accouchement, un des viscères faiblit à sa tâche, l'é-

1.

limination est incomplète, il y a encombrement de matériaux toxiques dans le sang; la trop grande abondance de ces matériaux conduit à l'éclampsie.

De la sorte, l'éclampsie, tout en restant une, pourrait avoir des sources diverses : tantôt elle serait d'origine cutanée (fonctionnement incomplet de la peau), tantôt d'origine hépatique (fonctionnement insuffisant du foie), tantôt d'origine pulmonaire ou intestinale, tantôt enfin et le plus souvent d'origine rénale, le rein étant le viscère de beaucoup le plus important au point de vue de l'élimination.

La possibilité de ces origines diverses expliquerait comment en quelques cas l'albuminurie manque; le rein serait alors normal. (N'oublions pas, en effet, que l'albuminurie est le criterium du vice de fonctionnement du rein.) Les autres organes seuls fonctionneraient mal.

En résumé, *surcroît de besogne imposée pendant la grossesse aux différents organes d'élimination; si les organes suffisent à leur tâche, pas d'éclampsie; si, au contraire, il y a insuffisance partielle ou générale, éclampsie.*

L'éclampsie ne serait donc autre chose qu'une *grève* d'un ou de plusieurs des organes éliminateurs de l'organisme.

La grève peut rester partielle et limitée à un organe, en ce cas l'éclampsie sera bénigne; elle peut, au contraire, s'étendre; c'est, par exemple, d'abord le rein qui ne fonctionne plus, puis la peau, puis le poumon, où la circulation est ralentie, où l'hématose se fait mal, puis le foie et l'intestin, et enfin, dans ce ralentissement général, tous les organes, même

ceux qui ne président pas directement à l'élimination ont leur part de culpabilité, le cœur en n'impri-
mant plus au sang une circulation assez vive, le
système nerveux en ne donnant plus au fonctionnement de l'organisme l'activité nécessaire.

Au milieu de cette grève, de cette banqueroute
partielle ou totale, la tâche du thérapeute se dessine
nette : *d'une part, calmer les convulsions qui résultent
de cet état ; d'autre part, rétablir le fonctionnement de
l'organisme détraqué.*

Nous allons voir, parmi les nombreux moyens pro-
posés à cet effet, quels sont ceux qui méritent la confiance du médecin.

DEUXIÈME PARTIE

GÉNÉRALITÉS

—

Les moyens thérapeutiques qu'on a employés contre l'éclampsie sont très nombreux.

J'aurais pu les étudier successivement sans classification ; j'ai préféré, pour mettre quelque ordre dans cet exposé, les grouper, en plaçant ensemble ceux qui agissent sur le même système.

Le tableau suivant mettra au courant de cette classification :

1º *Peau* :
Révulsifs I
Diaphorétiques II
Bains III

2º *Système digestif* :
Purgatifs IV
Vomitifs V

3º *Système urinaire* :
Diurétiques VI
Lait VII

A la fin se trouvent, sous le titre de *Médications variées* et de *Petits soins,* deux ordres de moyens qu'il est impossible de faire entrer dans les catégories précédentes.

Cette classification est passible de certaines objections; je l'ai adoptée faute de meilleure.

Je n'y ai pas fait figurer la méthode expectante, qui consiste à laisser évoluer l'éclampsie, sans lui opposer aucun traitement. Cette thérapeutique négative, fruit d'un scepticisme déplacé, doit être considérée comme néfaste.

Chacune de ces différentes méthodes ou médications sera appréciée et jugée, d'après les arguments sur lesquels elle s'appuie, et surtout d'après les résultats qu'elle a fournis.

Ces résultats sont donnés par les statistiques qu'on peut considérer comme étant de deux ordres :

En premier lieu, celles composées par le recueil de faits isolés, publiés par différents auteurs. Je n'accorderai qu'un très faible crédit à cette première catégorie ; car ces faits isolés, livrés par hasard à la publicité, alors qu'une particularité intéressante, un succès inespéré, incitait à les faire connaître, ne peuvent servir de base à un jugement sérieux. Ce sont souvent des exceptions, et aucune règle ne peut en être déduite. La suite de ce travail justifiera la sévérité de mon appréciation à cet égard.

En second lieu, nous avons les statistiques embrassant tous les faits recueillis dans un même service, ou par un même auteur dans sa pratique. Le groupement de ces observations, qui comprennent tous les cas heureux ou malheureux traités par un même accoucheur, ou dans la même Maternité, a une valeur bien plus importante.

Parmi ces statistiques, il y en aura de différents auteurs. Je ferai de larges emprunts à celles de M. Charpentier [1], publiées dans son excellente thèse d'agrégation. Mais je m'appuierai surtout sur celle de la Maternité, que mon excellent maître, le professeur Tarnier, m'a permis de puiser dans les registres de son service.

---

[1] *De l'influence des divers traitements sur les accès éclamptiques*, 1872.

Cette statistique de la Maternité, dont je relate tous les détails dans la troisième partie de ce mémoire, comprend tous les cas d'éclampsie trâités à la Maternité de Port-Royal, de 1850 à 1886, c'est-à-dire pendant trente-sept ans.

Les observations sont au nombre de 209.

J'expliquerai plus loin comment ont été établis les résultats pour chaque méthode isolée.

Je n'ignore pas combien dans le sujet actuel cette statistique offre des résultats défectueux. Il n'y a qu'à consulter le tableau général de la mortalité (p. 195) pour en être frappé. On y verra, en effet, que le traitement nul est un de ceux qui a fourni les meilleurs résultats (25 p. 100 de mortalité pour les femmes, 33 p. 100 pour les enfants).

On serait en droit d'en conclure qu'il faut bannir toute thérapeutique active de l'éclampsie et se résigner à l'expectation. Ces résultats trompeurs viennent simplement de ce que les cas où le traitement a été nul étaient très légers et n'ont pas nécessité d'intervention active pour guérir.

J'ai essayé, pour parer à cette objection, de classer les cas en graves, moyens, légers, mais j'ai dû y renoncer, ne pouvant trouver de base sérieuse et non arbitraire à cette division.

Bref, tout en reconnaissant les grands défauts des statistiques en général, et de celle de la Maternité en particulier, j'ai tenu compte des résultats qu'elles m'ont fournis; on les trouvera exposés à propos de chaque méthode.

J'arrive à l'exposé de chacune de ces méthodes :

RÉVULSIFS

I

Révulsifs.

« La révulsion, dit Gubler[1], est une dépense de force provoquée artificiellement dans une partie saine, afin de détourner d'une partie malade une production ou une accumulation exagérée de substance ou de force. »

Le révulsif est l'agent chargé de cette dérivation.

Il était naturel que dans l'éclampsie, où, quelle que soit la pathogénèse adoptée, le système nerveux est atteint, on tentât cette dérivation.

C'est ainsi que Velpeau, Prestat, et Paul Dubois ont employé les sinapismes et les vésicatoires. D'autres auteurs ont préconisé l'emploi de ventouses sèches placées en diverses régions du corps. Braun et Cazeaux recommandaient l'emploi de la ventouse Junod.

Je pourrais ici mentionner aussi les ventouses scarifiées et les sangsues. Mais il n'y a plus là simple révulsion, la saignée constitue la partie efficace de ce mode de traitement ; j'y reviendrai à propos des émissions sanguines.

Les révulsifs n'ont qu'une importance secondaire dans le traitement de l'éclampsie ; on ne comprend

---

[1] *Leçons de Thérapeutique*, 1880, p. 509.

guère comment des sinapismes, des vésicatoires pourraient amener une amélioration sérieuse dans l'état
des malades, et ces agents thérapeutiques sont loin
d'être sans inconvénient. Etant donné l'état des reins,
le vésicatoire cantharidien doit être soigneusement
évité. De plus, les révulsifs sont des excitants cutanés qui réveillent par action réflexe les convulsions.
L'éclamptique doit être entourée du plus grand calme.
Si je mentionne enfin les eschares dont les révulsifs
peuvent devenir la source en pareil cas, en agissant
sur des tissus dont la vitalité est troublée par l'infiltration œdémateuse, on comprendra le discrédit de
la révulsion dans le traitement de l'éclampsie.

La ventouse sèche ou celle de Junod seraient moins
dangereuses, mais leurs bienfaits ne brilleraient
pas davantage.

Les vésicatoires, ai-je dit, devront être laissés de
côté; l'observation suivante de Michener serait cependant susceptible d'atténuer ce discrédit :

R. R. 1842. Primipare, âgée de dix-neuf ans.

Cette femme, à quatre heures du matin, est prise d'attaques d'éclampsie au début du travail. Quatre heures
après ce début, elle est dans un coma profond; pouls 65,
petit et saccadé ; respiration 15, stertoreuse ; teinte livide ;
yeux éteints. Saignée de 1,400 grammes (50 onces) qui
amène une amélioration graduelle de la respiration.
Le pouls devient plus net et fréquent, mais les accès
éclamptiques reparaissent à de courts intervalles. On fait
diverses applications sur la peau, et on place un vésicatoire à l'épigastre. Une heure après, nouvelle saignée de
560 grammes (20 onces), paraissant avoir pour résultat
de diminuer la fréquence et la durée des accès, mais sans
amélioration générale évidente. Les convulsions cessèrent
enfin au bout de quatorze heures, après avoir atteint

comme nombre plus de deux fois ce chiffre. Les tissus étaient complètement relâchés, et l'enfant semblait avoir été poussé davantage par les secousses spasmodiques de la femme que par l'action de l'utérus, jusqu'à ce qu'il pût être extrait à l'aide d'une intervention manuelle. Il était mort. Quoique l'état fût désespéré, on plaça six vésicatoires de huit centimètres sur douze sur les avant-bras, les jambes, les cuisses, et on les laissa aussi pendant la nuit, ne comptant sur d'autre résultat que la mort; nullement, le matin, la patiente allait assez bien pour pouvoir converser intelligiblement. Bref, l'amélioration fut si rapide que trois semaines après elle put se placer comme nourrice et faire son service convenablement.

Ainsi que le fait remarquer l'auteur en terminant, jusqu'à quel point faut-il attribuer ce succès aux vésicatoires ? La question est difficile à résoudre. Ce fait méritait cependant une mention spéciale.

II

Diaphorétiques.

La sécrétion urinaire étant insuffisante dans l'éclampsie, il était tout naturel qu'on essayât d'y suppléer par la diaphorèse.

C'est dans ce but qu'on a administré la valériane, l'asa fœtida, le musc.

Mais le roi des diaphorétiques est la pilocarpine, alcaloïde de Jaborandi qui, absorbé sous forme de chlorhydrate, produit une transpiration des plus intenses.

Ce médicament a été très employé dans le traitement de l'éclampsie.

Découverte en 1874, la pilocarpine fut présentée au monde médical en 1876 par le Dr Coutinho.

Les deux propriétés principales de ce médicament

1° D'amener une salivation et une sudation abondantes;

2° De produire une détente générale dans le système vasculaire sanguin,

devaient engager les accoucheurs à l'employer dans le traitement de l'éclampsie puerpérale.

Aussi, en 1878, Fehling[1] tenta-t-il cet essai thérapeutique. La même année, Masmann[2] détermina l'influence de ce médicament sur l'utérus et arriva à cette conclusion que la pilocarpine : 1° renforce les contractions utérines affaiblies ; 2° provoque l'avortement ou l'accouchement prématuré.

Voici donc les accoucheurs en possession d'un médicament qui réunit quatre propriétés importantes :

1° De provoquer la sudation et la salivation ;

2° De diminuer la tension vasculaire sanguine;

3° De hâter l'accouchement;

4° De le provoquer quand il n'est pas commencé.

Pareil médicament devait *a priori* faire merveille dans le traitement de l'éclampsie. En amenant la sudation et la salivation, il remédiait au défaut de sécrétion urinaire. En diminuant la tension sanguine, il parait aux fâcheux effets de la congestion des centres

---

[1] *Centralb. fur Gynak.*, 1878, p. 190.
[2] *Centralb. fur Gynak.*, 1878, p. 493.

nerveux. En provoquant ou hâtant l'accouchement, il conduisait à la déplétion utérine, reconnue par tous les auteurs comme favorable au traitement de l'éclampsie.

Enveloppée de si belles promesses, la pilocarpine fut employée comme agent ecbolique par plusieurs accoucheurs.

Schabel. — *Centralb. f. Gynak.*, 1878, n° 47.
Zenger. — *Arch. f. Gynak.*, 1880, n° 7.
Kleinwachter. — *Arch. f. Gynak.*, 1878, t. XIII, p. 28.
Velponer. — *Wiener medicinische Woch.*, 1878, n° 48.
Köstler. — *Berlin Klin. Woch.*, 1879, n° 46.
Guttmann. — *Wien. Med. Blatter*, 1879, n° 49-50.
Felsenreich. — *Wien. Med. Woch.*, 1879, n° 29.
Pasquali. — *Cent. f. Gynak.*, 1879, n° 17-420.
Cuzzi. — *Cent. f. Gynak.*, 1879, n° 352.

Sur vingt cas observés par ces auteurs, il y eut quatorze succès et six insuccès.

Marti Autet [1] réunissant dans sa thèse inaugurale les observations publiées jusque-là, et les expériences sur les animaux faites avec cet agent médicamenteux arriva à la conclusion que la pilocarpine ne provoque qu'exceptionnellement les contractions utérines, alors qu'il n'y a aucun début préalable de travail, mais que lorsque le travail est commencé elle semble activer la marche de l'accouchement.

Les conclusions de Marti Autet semblent généralement acceptées aujourd'hui, et la pilocarpine n'est plus employée pour provoquer l'avortement ou l'accouchement prématuré.

Malgré l'échec éprouvé de ce côté, on n'en tenta pas moins l'usage dans le traitement de l'éclampsie, et

[1] *Thèse de Paris*, 1879.

après Fehling [1], qui avait employé contre cette maladie l'infusion des feuilles de Jaborandi, la pilocarpine sous forme de chlorhydrate fut donnée par :

Prochownick. — *Wien. med. Blatter.*, n° 13.
Stroinovski. — *Cent. f. Gynak.*, 1878, p. 337.
Schramm. — *Cent. f. Gynak.*, 1878, p. 480.
Brown. — *Maryland med. journal*, 1876.
Braun. — *Berlin Klin. Wochens*, 1879, n° 24.
Barker. — *Cent. f. Gynak.*, 1879, p. 474.
Sänger. — *Arch. f. Gynak.*, t. XIV, p. 472.
Kroner. — *Arch. f. Gynak.*, t. XV, p. 1.
Welponer. — *Wien. med. Wochens*, 1879, n° 52.
Vilene. — *Voen méd. journal*. Juin 1880.
Galabin. — *Brit. med. journal*, 1879.
Sliounine. — *Therapeutiq. cent. med. et chirurgie.* 1882. p. 1 et 17. (Extrait des travaux de la Société des médecins russes de Saint-Pétersbourg.)
Cantilena. — *Sperimentale.* Florence, 1882, p. 385.
J. Murphy. *Am. journal of obstétrics.*, 1883, p. 1251.
Maréchal. — *Med. news. Philadelphie*, 1884, p. 468.
E. Min. — *Journal des sc. méd. de Lille*, 1885, p. 814.
J. Campbell. — *Canada Lancet.* Toronto, 1886, p. 229.
Mac Keough. — *Canada Pract.* Toronto, 1886, p. 1-4.
E.-F. Pia. — *Cron. méd. quir. de la Habana*, 1886, p. 455-461.
P. Horrocks. — *Lancet*, London, 1885, p. 1079 et 1886, p. 635.

Le chlorhydrate de pilocarpine a été employé par ces différents auteurs à la dose de 1 à 4 centigrammes en vingt-quatre heures. L'administration a généralement été faite par la voie hypodermique, 1 cent. en moyenne par injection.

Quelques auteurs cependant n'ont pas hésité à

[1] *Centralb. für Gynak.*, 1878, n° 9.

employer des doses massives. Kroner, par exemple, donna 4 centigrammes en une fois, il est vrai que le cas s'est terminé par la mort.

Des appréciations portées par ces différents auteurs, et des cas qu'ils ont publiés, sans qu'il soit possible d'établir une statistique de quelque valeur, il semble : que l'action de la pilocarpine ait été favorable dans le traitement de l'éclampsie ; un grand nombre d'éclamptiques a guéri par ce traitement, d'autant plus efficace qu'il est employé plus tôt ; — que, d'autre part, il y ait des différences individuelles notables dans la façon dont le médicament est toléré (d'où la nécessité de commencer par de petites doses), — que le chlorhydrate de pilocarpine mérite enfin une place sérieuse dans le traitement de l'éclampsie, et y doive être employé non comme moyen exclusif, mais comme adjuvant des autres médications.

Comment, avec ces conclusions favorables, expliquer le peu de vogue dont jouit actuellement la pilocarpine dans le traitement de l'éclampsie ? En voici les raisons ; elles sont tirées de l'expérimentation et de la clinique.

Hyernaux, opérant sur des lapines pleines, injecta à un de ces animaux 8 centigrammes de chlorhydrate de pilocarpine dans la veine jugulaire ; bientôt accidents asphyxiques, expulsion un quart d'heure après de deux petits vivants et mort de la mère. Une autre lapine mourut spontanément au bout de trois jours, après avoir reçu sous la peau d'abord 16 centigrammes, puis des doses beaucoup moindres, en tout 184 milligrammes, et expulsa en entier deux petits putréfiés ; sa matrice en contenait cinq autres dans le même état. Une nouvelle lapine, à laquelle il avait injecté 13 centigrammes en cinq jours, mourut sans mettre bas. M. Hyernaux conclut de ces expériences que le chlorhydrate de pilocarpine est un médicament dangereux, et qu'il peut produire la mort sans provoquer l'accouchement.

En clinique, la première accusation a été portée par Barker qui a observé des accidents graves du côté du cœur et des poumons, à la suite de l'usage de la pilocarpine. Sänger[1] a mentionné en 1879 trois cas où l'usage de ce médicament pendant l'éclampsie fut également suivi d'accidents graves du côté du système respiratoire. Welponer[2] enfin a, l'année suivante, publié deux cas venant à l'appui des précédents.

Ce sont donc les accidents graves que la pilocarpine peut amener promptement du côté de la respiration qui l'ont fait rejeter du traitement de l'éclampsie.

Il semble toutefois que la réaction ait été un peu trop vive contre ce médicament. On a trop facilement oublié que les complications pulmonaires et cardiaques, imputées à l'usage de la pilocarpine s'observent couramment dans l'éclampsie sans qu'il y ait eu usage de ce médicament. Il s'agit peut-être là d'une simple coïncidence; et comme la plupart des auteurs reconnaissent les bienfaits de la pilocarpine, il y aurait lieu de tenter de nouveau son emploi, tout en ne négligeant pas les autres agents thérapeutiques dont il sera ultérieurement question, et dont l'usage devra être simultané.

[1] *Centralb. fur Gynak.*, 1879, p. 559.
[2] *Centralb. fur Gynak.*, 1880, p. 365.

Dans le but d'obtenir cette activité fonctionnelle de la peau, cette sudation, par une autre voie, Ferguson[1] a enveloppé le patient dans des linges chauds et moi-même jai placé l'éclamptique dans une chambre susceptible d'être facilement chauffée de 30° à 35°, et maintenue nuit et jour à cette température.

J'ai traité deux malades de la sorte, l'une, qui avait une éclampsie peu grave, et à laquelle on a en outre donné du chloral en lavement, du lait, et qui a parfaitement guéri. L'autre, dont voici l'observation succincte.

ECLAMPSIE. — *Accouchement*. — *Guérison*.

M..., 29 ans, couturière, primipare, est apportée le 28 mars 1887, à 2 h. et demie du matin, à la Maternité.

L'époque de la grossesse actuelle est difficile à établir, les renseignements faisant défaut ; néanmoins, on peut, d'après le développement de l'abdomen, supposer une grossesse de six mois.

Cette femme a eu six accès d'éclampsie chez elle et trois à l'hôpital alors que je la vois à 10 heures à la visite. Total, neuf accès.

Le coma est complet ; œdème généralisé ; la faible quantité d'urine qu'on a pu recueillir révèle une albuminurie intense. Temp. matin, 37°,4 ; soir, 36°,8.

Pas trace de travail. Pronostic grave.

Traitement : lavement de chloral, 7 gr.; saignée du bras gauche de 300 gr.; six ventouses scarifiées dans la région lombaire ; lavement purgatif au sulfate de soude et séné.

La femme est placée dans une chambre vaste se chauffant facilement. La température y est maintenue entre 30° et 35°.

[1] *Centralb. fur Gynak.*, 1884, p. 400.

29. — Même état comateux. Temp., matin, 37º ; soir, 37º,8. Pas de nouvel accès.

Traitement : lavement de chloral, 6 gr.; 20 gouttes de teinture de digitale de lavement ; trois lavements d'eau ; même température de la pièce ; nouvelles ventouses scarifiées dans la région lombaire.

La femme accouche à 4 heures du soir d'un enfant mort. On n'avait pas entendu les battements du cœur depuis l'entrée de la malade.

Urine, 0,40 centilit.; albumine.

30. — Le coma a cessé. Temp. normale, 37º; le jour suivant la température oscille aux environs de 37º.

Régime lacté ; eau de Contrexeville; deux lavements d'eau.

La transpiration sous l'influence de la température élevée de la pièce est faible, mais en revanche la soif est vive.

Cette femme boit environ par vingt-quatre heures quatre litres de liquide, lait ou eau, dont une bouteille d'eau de Contrexeville.

Urine, un litre.

31. — L'amélioration va en s'accentuant, On cesse le chloral ; on se contente de continuer :

Régime lacté ; eau de Contrexeville et simple; température élevée de la pièce, 30º à 35º.

4 avril. — On cesse d'élever la température de la pièce, on continue simplement le régime lacté.

Le 9, la malade quitte l'hôpital sur sa demande ; elle doit continuer à traiter son albuminurie chez elle ; elle présente encore 0 gr. 50 d'albumine par litre.

Sous l'influence de cette température élevée, la malade se trouvant dans une véritable étuve, il se fait une légère transpiration bien propice à l'épuration du sang.

Un autre effet fort avantageux, lorsque le coma n'existe pas, c'est d'exciter la soif, et la malade par l'absorption du liquide facilite le fonctionnement des organes éliminateurs et en particulier du rein.

De deux cas on ne peut tirer aucune conclusion ; c'est là un simple détail de traitement que j'ai voulu mettre en relief et dont on pourra tirer un heureux parti en certaines circonstances.

III

Bains.

D'autres moyens que la pilocarpine et l'étuve ont été tentés pour amener la diaphorèse chez les éclamptiques, c'est ainsi que Jacquet[1] et bientôt après Porter[2] ont roulé la malade dans un drap imbibé d'eau à 18° Réaumur (24° centigrades), puis l'ont enveloppée d'une couverture de laine. Au bout d'une heure la diaphorèse devenait très abondante.

Ce procédé, quelque rationnel qu'il paraisse, a été accueilli avec peu de faveur, et on lui préfère en général les bains chauds prolongés.

Ces bains ont été employés et préconisés par Breus, assistant de G. Braun à Vienne. Dans deux mémoires[3] publiés sur ce sujet, l'auteur autrichien a fait connaître les heureux résultats fournis par cette

[1] *Beitrage zur Geb. und Gynak.*, t. I, p. 100.
[2] *Am. journal of med. science*, juillet 1873.
[3] *Arch. fur Gynak.*, t. XIX, p. 219 ; et t. XXI, p. 142.

méthode, qui consiste à placer les malades dans un bain prolongé et porté à la température de 38°.

Sur 17 cas traités de la sorte il y a eu 15 guérisons et 2 morts, l'une par péritonite septique, l'autre par éclampsie. — Donc un seul décès sur 17 est attribuable à la maladie.

Bar [1] a appliqué le même traitement à une éclamptique qu'il a eu à soigner à l'hôpital de La Charité. — Voici en quelques mots le résumé de cette observation :

Femme atteinte le 11 février de 18 accès d'éclampsie. — Accouchement le 13.

Le 14, coma profond avec élévation de température ; on place la malade dans un bain à 35°, durée 1 heure, — Avant, l'anurie étant complète après le bain, on retire 200 grammes d'urine de la vessie. — Pendant le reste de la journée, l'anurie continue. — Dans la soirée, nouveau bain à 33°, durée 1 heure. Deux heures après, on retire 150 grammes d'urine de la vessie.

Le 15, pas d'urine dans la vessie, bain à 33° durant 1 heure — Le cathétérisme donne à la suite 200 grammes d'urine. — Anurie dans la journée. — Dans la soirée nouveau bain à la suite duquel le cathétérisme donne 200 grammes d'urine.

Le 16, bien que la situation parût moins tendue, l'anurie ne cédait pas. Nouveau et cinquième bain, à la suite duquel on retire 200 grammes d'urine.

Le 17, miction spontanée. — Amélioration graduelle et guérison.

Ce cas est intéressant en ce qu'il démontre d'une façon nette l'action diurétique du bain prolongé. — L'action diaphorétique n'y est pas mentionnée.

Est-ce en favorisant la diurèse, ou au contraire la

[1] *Annales de Gynécologie*, 1885, t. XXIII, p. 281.

diaphorèse, comme serait enclin à le penser Breus,
que les bains agissent dans l'éclampsie? Il est probable que c'est par les deux actions combinées.

Rombro[1], en 1885, a publié un cas d'éclampsie
terminé par la mort, malgré l'usage des bains chauds
à 38°.

Quoique ces résultats soient relativement bons, la
méthode des bains prolongés a fait peu d'adeptes,
ce qui est dû très probablement à la difficulté de son
application.

Toute méthode thérapeutique, à moins d'une très
grande supériorité, ne réussit qu'à la condition d'être
simple ; tel n'est pas le cas de celle préconisée par
Breus.

Tenir un malade comateux dans un bain pendant
une heure, surtout quand ce coma est entrecoupé de
crises convulsives, est presque un tour de force. —
Quand il n'y a pas coma, comme la femme est toujours sujette à des accès éclamptiques, il faut une
surveillance des plus assidues. On comprend le
fâcheux résultat que pourrait amener la moindre
imprudence.

C'est là le motif qui a valu un accueil peu favorable
à la méthode de bains prolongés, malgré son efficacité probable, et qui l'empêchera vraisemblablement
de prendre une place importante dans le traitement
de l'éclampsie.

Il y aurait plutôt lieu de tenter les bains chauds prolongés pour la prophylaxie de l'éclampsie, car à cette
période, la malade pouvant les prendre facilement

---

[1] *Russ. med. Voskrevesnk.*, 1885, 404.

2.

retirerait peut-être de sérieux avantages de cette méthode qui purifierait le sang par la diaphorèse et la diurèse qu'elle provoque.

IV

Purgatifs.

La plupart des idées pathogéniques sur l'éclampsie devaient conduire à l'usage des purgatifs. — Pour les partisans de la névrose, purger, c'est faire une heureuse dérivation ; pour ceux de la congestion des centres nerveux, le purgatif est un décongestionnant, et enfin pour ceux qui admettent l'urinémie, la purgation par la sécrétion séreuse qu'elle provoque à la surface intestinale, amène l'élimination simultanée des produits nuisibles retenus dans le sang.

On s'est servi des agents les plus variés, et surtout du jalap, du calomel, du séné, du sulfate de soude, de l'huile de croton.

On a préféré tantôt la voie buccale, tantôt la rectale.

Théoriquement l'usage du purgatif paraît devoir être excellent. — La pluie séreuse qu'il provoque à la surface intestinale, et qui doit, en entraînant les éléments excrémentitiels du sang, suppléer à l'action du rein entravée, ne peut vraisemblablement être que salutaire.

Les purgatifs ont un autre avantage, c'est d'exciter et d'activer la fonction biliaire.

L'opinion émise par la plupart des auteurs leur est favorable.

Cependant, en consultant les résultats fournis par notre statistique (voir p. 195), on voit que les cas où les purgatifs ont été administrés, sont ceux où la mortalité maternelle est la plus considérable, 43 p. 100. De telle sorte que, si on s'en rapportait à ce chiffre, les purgatifs seraient les pires moyens thérapeutiques de l'éclampsie.

Je ne puis expliquer cette mortalité relativement considérable qu'en supposant que les purgatifs ont été réservés pour les cas les plus graves, alors qu'on les a jugés inutiles dans les bénins, et, malgré ce chiffre statistique il me semble que l'usage des purgatifs doit être continué dans le traitement de l'éclampsie. Car même en admettant leur inutilité, ce qui n'est pas le cas, ils ne peuvent être en aucune façon nuisibles.

On a accusé les purgatifs d'augmenter passagèrement l'albuminurie; Chantreuil en cite deux cas dans les cliniques[1] qu'il a publiées sur ce sujet. — Il est à se demander si, dans ces faits, la proportion d'albumine n'augmentait pas simplement relativement à la quantité d'urine, ce qui n'aurait rien d'étonnant, car la purgation diminue la sécrétion urinaire. Mais le reproche serait-il fondé, qu'il ne serait pas suffisant pour faire rejeter l'usage du purgatif, parce que l'albuminurie ne puise pas sa gravité dans la quantité d'albumine expulsée dans l'urine; elle indique sim-

---

[1] *Leçons faites à l'hôpital des cliniques*, 1881, p. 49.

plement le degré de gravité du mauvais fonctionnement du rein.

Parmi les purgatifs auxquels il convient de donner la prééminence, il en est deux que les accoucheurs ont employés de préférence à cause de leur action énergique, l'huile de croton et la teinture de jalap.

L'huile de croton a l'inconvénient d'être difficilement tolérée et de produire des vomissements; aussi préfère-t-on en général la teinture de jalap composée, ou eau-de-vie allemande qu'on donne à la dose de 20 grammes environ.

V

Vomitifs.

On a surtout préconisé l'émétique pour le traitement de l'éclampsie. Legroux a publié sur ce sujet un intéressant mémoire dans l'*Union médicale* du 14 mai 1853, mémoire que le lecteur désireux d'approfondir complètement la question pourra consulter, car je serai bref sur ce sujet, cette médication n'ayant fait que fort peu d'adeptes.

L'émétique ou tartre stibié a été donné sous deux formes, et à dose faible comme simple vomitif et à dose massive ou rasorienne, pour obtenir cette action spéciale et mal définie recherchée par Rasori dans la méthode qu'il a préconisée et qui porte son nom.

L'émétique donné à dose simplement vomitive

(0,05 environ), de même que l'ipéca, est aujourd'hui unanimement abandonné par les accoucheurs, car il aggrave la congestion cérébrale. — Si la femme est dans le coma, les matières vomies peuvent pénétrer dans les voies aériennes et causer la suffocation. Dans le cas unique où un vomitif a été employé à la Maternité (ipéca obs. 31), la femme est morte.

Quant à l'émétique administré à dose rasorienne (0,20 à 1 gramme par jour), tel d'ailleurs que Legroux l'a préconisé dans son mémoire, les succès apparents qu'il a pu fournir ne l'ont pas fait adopter. — Les deux cas heureux de Legroux, ceux de Collins, Lever, R. Johns qui, sur 53 femmes, n'ont eu que 9 morts, (mortalité 18 p. 100), ne sont pas suffisants pour établir nettement les avantages d'une méthode qui a le grave inconvénient d'amener une dépression très marquée chez des malades déjà affaiblies.

D'ailleurs, un des principaux effets de l'émétique donné à doses massives est de provoquer la diarrhée; il doit donc agir à peu près comme les purgatifs, et on ne voit aucune cause sérieuse pour le préférer aux purgatifs dont il a été question dans le précédent chapitre.

A ceux qui voudraient objecter en sa faveur la statistique de Collins, Lever et Johns, on peut répondre qu'une série de faits ainsi réunis parmi des cas heureux ne peut être de grand poids. — Les statistiques, dans le cas actuel, n'ont, ainsi que je l'ai dit en commençant, de valeur, et encore valeur relative, qu'à la condition d'embrasser tous les cas observés pendant un certain nombre d'années dans un même établissement hospitalier, car alors tous les faits heureux et malheureux sont comptés.

VI

Diurétiques.

L'idée que l'éclampsie était une intoxication du sang, due aux produits non éliminés par le rein devait rapidement conduire à la médication diurétique.

Différents agents ont été employés dans ce but, le nitrate de potasse, la digitale, l'ergot de seigle, le calomel, certaines eaux minérales et enfin le lait.

La digitale a été donnée par Hamilton ; je l'ai aussi administrée à différentes reprises sans prendre d'observations à ce sujet.

C'est probablement pour exciter la sécrétion rénale que Roche, Michel ont administré l'ergot de seigle, et l'ont fait avec succès. — Plat a cité cinq cas de guérison. — Masson et Braun n'auraient au contraire observé aucun résultat satisfaisant avec ce médicament.

Le calomel a également été prescrit, soit combiné avec le jalap, ainsi qu'on peut le noter dans plusieurs des observations de La Maternité, soit isolé à doses fractionnées, ainsi qu'on en trouve un seul cas (obs. 34) où mère et enfant ont guéri.

Dans ces derniers temps, l'action diurétique du calomel a été soigneusement étudiée par Jendrassik[1] assistant de Wagner à Puda-Pest. D'après les faits

[1] *Arch. f. Klin. Medic.* 1886, XXXVIII, Heft. 6.

de l'auteur qui n'ont nullement trait à l'obstétrique,
il résulte, que l'action diurétique du calomel est des
plus puissantes, mais à la condition que le rein soit
normal. D'où son indication très nette, par exemple,
dans les maladies de cœur, sans complication rénale,
où son action s'est, en effet, montrée des plus salu-
taires. — La condition de l'intégrité du rein indique
suffisamment que le calomel ne peut être employé
dans l'éclampsie où la glande lombaire est presque
toujours malade.

J'ai tenté l'action diurétique de l'eau minérale de
Contrexeville, et je cite l'observation suivante à titre
de simple document :

ECLAMPSIE. — *Lait.* — *Eau de Contrexeville.* — *Ventouses
scarifiées.*

Fleuret, 24 ans, couturière, primipare, est apportée le
23 mars 1887 à l'hôpital Lariboisière dans le coma
éclamptique.

Cette femme a eu ses dernières règles du 7 au 11 juillet 1886; elle est donc enceinte de huit mois environ.

La grossesse de cette femme a été bonne, sauf dans
ces derniers temps, depuis deux mois environ, où un
gonflement général s'est développé:

Depuis deux jours la face était très gonflée.

Dans la matinée du 23 mars, cette femme est prise
d'accès convulsifs intenses séparés par des intervalles comateux. Après quatre de ces accès, on la transporte à
l'hôpital, où elle arrive à deux heures du soir.

A son entrée on constate les signes d'une grossesse de
huit mois environ. Enfant vivant se présentant par le
sommet. Pas trace de travail.

On met cette femme sous l'influence du chloral et
du chloroforme.

Elle a encore un accès après son arrivée, cinquième et dernier accès.

L'état comateux persiste toute la soirée.

Le lendemain matin je vois cette femme qui commence à reprendre connaissance.

Traitement : diète lactée exclusive ; une bouteille d'eau de Contrexeville ; repos au lit; ventouses scarifiées (4) dans la région lombaire.

Pendant les jours suivants, du 25 au 30, rien de particulier.

Le 30 mars, pendant la nuit, vers une heure, apparition des premières douleurs ; accouchement spontané le même jour à trois heures de l'après-midi en présentation du sommet.

Fille de 2,205 gr.

Délivrance naturelle ; quarante minutes après l'accouchement. Le placenta présente une série de foyers hémorrhagiques anciens. La caduque présente les caractères de la dégénérescence graisseuse.

Suites de couches normales.

Cette femme quitte l'hôpital le 7 avril, ayant encore 1 gr. d'albumine par litre d'urine ; elle doit continuer à se faire soigner chez elle.

Température et dosage de l'albumine :

24. mars. — Matin, 36° ; soir, 36°,8.
25. — Matin, 36°,4; soir, 36°,8.
    Albumine, 4 gr. 50 par litre. — Urine ?
26. — Matin, 36°,6 ; soir, 36°,4.
    Albumine, 3 gr. par litre. — Urine, 1 litre.
27. — Matin, 36°,2 ; soir, 36°.
    Albumine, 2 gr. 50 par litre. — Urine, 1/2 litre.
28. — Matin, 36°; soir, 36°.
    Albumine, 2 gr. 50 par litre. — Urine, 2500.
29. — Matin, 36° ; soir, 36°,5.
    Albumine, 3 gr. — Urine, 1500.
30. — Acct. Matin, 36°,4 , soir, 36°,8.
    Albumine, 2 gr. 50. — Urine, 1000.

31. — Matin, 36°,4 ; soir, 36°,8.
    Albumine ? — Urine, 1 litre.
1er avril. — Matin, 36°,8 ; soir, 37°,2.
    Albumine, 1 gr. 50. — Urine, 2000.
2. — Matin, 36°,2 ; soir, 36°,8.
    Albumine, 2 gr. — Urine, 2000.
3. — Matin, 36°,8 ; soir, 36°,8.
    Albumine ? — Urine, 1500.
4. — Matin, 36°,4 ; soir, 36°,8.
    Albumine, 1 gr. 50. — Urine, 1500.
5. — Matin, 37°.
    Albumine, 1 gr. — Urine, 1500.

Le diurétique par excellence, et qui joint à cette propriété d'autres non moins précieuses, est le lait, à l'étude duquel je vais consacrer un chapitre spécial.

VII

Lait.

RÉGIME LACTÉ

Dans la remarquable et célèbre clinique que le professeur Jaccoud fit sur la médication lactée, en 1872, et qui fut l'aurore de cette médication, se trouvent magistralement décrits les avantages du lait employé comme aliment exclusif.

Le lait, dit M. Jaccoud, réunit d'importantes propriétés ; c'est un aliment, un agent d'élimination (surtout par sa puissance diurétique) et enfin un sédatif. — Il est indiqué : 1° dans toute la série des hydropisies ; 2º dans les maladies rénales avec albuminurie ; 3ᵉ dans certains faits de stase viscérale qui, sans hydropisie extérieure, présentent néanmoins l'indication des hydragogues.

Le lait ayant donné d'excellents résultats dans le traitement de l'albuminurie, on ne pouvait manquer de le préconiser dans la thérapeutique préventive de l'éclampsie.

L'albuminurie conduisait à l'éclampsie. Si le lait guérit l'albuminurie, il empêchera par là même l'éclampsie.

Cette médication fut tentée par le professeur Tarnier, qui fit connaître les excellents résultats qu'il en avait obtenus dans un article publié dans le *Progrès médical*, en 1875.

A partir de ce moment, la médication lactée a été acceptée par tous les accoucheurs. Parmi les dissidents de valeur, il n'y a guère que le professeur Pajot qui, dans une clinique professée en 1885, s'est élevé avec énergie contre ce traitement.

Son objection est la suivante : « Si le régime lacté empêche l'éclampsie, les enfants à la mamelle ne devraient jamais en être atteints. Comme elle existe fréquemment chez eux, c'est que le régime lacté n'a aucun pouvoir prophylactique. »

La réponse à cette objection spécieuse est facile : il n'est pas dit que, sans régime lacté, l'éclampsie ne serait pas plus fréquente chez les nourrissons ; en second lieu, vouloir assimiler l'éclampsie des nourrissons à celle des femmes puerpérales, c'est jouer sur les mots et profiter de l'ignorance des auteurs qui ont décoré du même nom deux maladies qui ont

la convulsion en commun, mais qui sont vraisemblablement tout à fait différentes quant à leur nature.

M. Pajot est à peu près seul de son avis; les médecins sont aujourd'hui unanimes à reconnaître les
heureux effets du régime lacté sur l'albuminurie et
les accoucheurs à affirmer sa salutaire influence
dans la prophylaxie de l'éclampsie.

Aussi n'est-ce pas à prouver les bons effets de la
médication lactée que je vais m'arrêter[1], la chose
est superflue, mais à essayer d'expliquer les bienfaits
de cette médication, et à tracer les règles qui doi-
vent présider à son emploi.

Une communication récente (12 mars 1887) à la
Société de biologie, faite par MM. Charrin et Roger,
permet de répondre à la première question. — Les
expériences de ces auteurs ont porté sur le chien, le
lapin, le cobaye. — Prenons simplement le lapin,
pour ne pas compliquer l'exposé :

Un lapin élimine par l'urine en vingt-quatre
heures et par kilogramme une quantité de poison
urinaire capable de tuer 4,184 grammes de son
poids. — Cette toxicité est surtout attribuable aux
sels de potassium. — Si l'animal est soumis à l'abstinence, la toxicité de l'urine diminue considérable-

---

[1] A propos de la statistique de la Maternité je ferai remarquer que le régime lacté appliqué préventivement, s'il n'a pas
toujours pu empêcher l'apparition de l'éclampsie, à cause de
sa trop faible durée ou de la gravité du cas, a au moins singulièrement amélioré le pronostic de cette maladie, non seulement pour la mère, mais aussi pour l'enfant; car dans le
tableau comparatif que j'ai dressé, ce régime occupe comme
mortalité faible la meilleure place, 28 p. 100 pour les mères,
21 p. 100 pour les enfants.

ment ; le premier jour, la quantité de poison élimi-
née dans les mêmes conditions ne tue plus que
1,700 grammes au lieu de 4,184 grammes — et le
troisième jour seulement, 1,300 grammes. — Si, à la
place d'abstinence, on soumet l'animal à l'alimentation par le lait, la toxicité diminue à peu près dans les
mêmes proportions que par le jeûne, et le poison
excrété n'est capable de tuer que 1,700 grammes
environ.

En résumé, dans les conditions normales, sécrétion
d'un poison capable de tuer 4,184 grammes, avec le
jeûne seulement 1,700-1,300 grammes et avec le
régime lacté, 1,700 grammes.

Le lait a donc l'immense avantage de diminuer la
toxicité de l'urine, et comme, d'autre part, il est à la
fois un aliment, un diurétique et un léger sédatif du
système nerveux, on voit combien il est merveilleu-
sement approprié au traitement prophylactique de
l'éclampsie.

J'arrive au mode d'administration du régime
lacté.

Ce régime doit être exclusif, ou il ne fournira que
des résultats très incomplets. Associer le lait à
d'autres aliments, c'est perdre tous les avantages de
la médication lactée. Donc, rien que du lait ou
supprimez la médication.

Cet exclusivisme doit être nettement établi et exigé;
on peut y arriver soit d'emblée, soit progressivement.
M. Tarnier a conseillé les transitions suivantes :

1er jour. 1 litre de lait. 2 portions d'aliments.
2e — 2 — 1 —
3e — 3 — 1/2 —
4e — 4 — 0 —

Les jours consécutifs, le lait est donné seul à la dose de 3 à 6 litres en vingt-quatre heures.

On peut faire prendre le lait chaud ou froid, cru ou bouilli, au gré des malades.

Les femmes, dans leur tolérance pour le régime lacté, peuvent être divisées en trois catégories : les unes supportent le lait avec nulle répugnance ni dégoût, et cela pendant des semaines sans se fatiguer. — Les autres ont une aversion telle pour ce liquide que, malgré les instances du médecin, elles ne peuvent se résoudre à le boire. — Dans une troisième classe enfin, la plus nombreuse, se trouvent les femmes qui, supportant bien le lait au début, ne tardent pas à s'en fatiguer : il faut alors pour le rendre tolérable le mêler à de l'eau de Vichy, de l'eau de chaux médicinale, l'aromatiser avec du café, du kirsch ; on pourra aussi, si cela est indispensable, au lieu d'associer au régime lacté une autre alimentation, faire cesser pendant un ou deux jours le lait pour reprendre l'alimentation ordinaire, et revenir au lait ensuite.

Le lait a un sérieux inconvénient, c'est la constipation marquée à laquelle il conduit, constipation qu'on combattra par des moyens doux, rhubarbe, lavements huileux, etc.

Telle est la médication lactée, qu'il ne faudra jamais manquer d'instituer, quand cela est possible, dans toute albuminurie de la grossesse, comme traitement prophylactique de l'éclampsie, et qu'il conviendra de poursuivre pendant toute la durée de l'albuminurie.

Il n'est question ici du régime lacté que comme traitement préventif. Car ce régime demandant à être suivi pendant plusieurs jours pour arriver à un heureux résultat, on comprend son inutilité comme traitement curatif, l'éclampsie évoluant d'habitude en quelques heures pendant lesquelles la malade est soumise à la diète.

Néanmoins, si on ne peut compter sur les vertus curatives du lait on pourra très heureusement l'employer en boisson en cas de besoin, et surtout l'administrer pendant la convalescence de l'éclampsie, pour empêcher les rechutes.

VIII

Oxygène.

INHALATIONS D'OXYGÈNE

Les inhalations d'oxygène ont été essayées comme traitement curatif de l'éclampsie; je les ai également expérimentées pour le traitement préventif de cette affection.

Connaissant les heureux résultats que ces inhalations avaient donné à MM. Dujardin-Beaumetz,

Constantin Paul[1], dans le traitement de l'albuminurie brightique, résultats passagers il est vrai, mais qui suffisaient pour laisser l'espoir de conjurer l'éclampsie, j'ai tenté d'appliquer ces inhalations à l'albuminurie succédant à des attaques d'éclampsie survenues pendant la grossesse, afin d'éviter de nouveau leur apparition au moment de l'accouchement.

Voici les deux observations que j'ai recueillies relatives à ce traitement :

1° ÉCLAMPSIE

Albuminurie.— Traitement par les inhalations d'oxygène, sans influence nette sur l'albuminurie.

Perrin (L.), 24 ans, primipare, entre à l'hôpital le 13 février 1887, enceinte de 6 mois et demi environ.

A son arrivée elle est dans le coma éclamptique; elle a eu un certain nombre d'accès convulsifs chez elle et en présente quelques-uns à l'hôpital.

Au bout de quarante-huit heures, grâce simplement au traitement chloralé, guérison de l'éclampsie, dont il ne reste qu'une albuminurie assez intense.

La grossesse suit son cours normal.

Le 27, on tente l'emploi des inhalations d'oxygène avec l'appareil Limousin pour remédier à l'albuminurie.

Depuis son entrée à l'hôpital jusqu'au moment de la sortie, *régime lacté exclusif.*

La courbe ci-jointe indique les résultats et péripéties de cette thérapeutique.

Accouchement prématuré le 22 mars, à minuit, d'un

[1] Traitement de l'albuminurie par les inhalations d'oxygène. Société de Thérapeutique, In *Bulletin de Thérapeutique,* t. XCVI, p. 89.

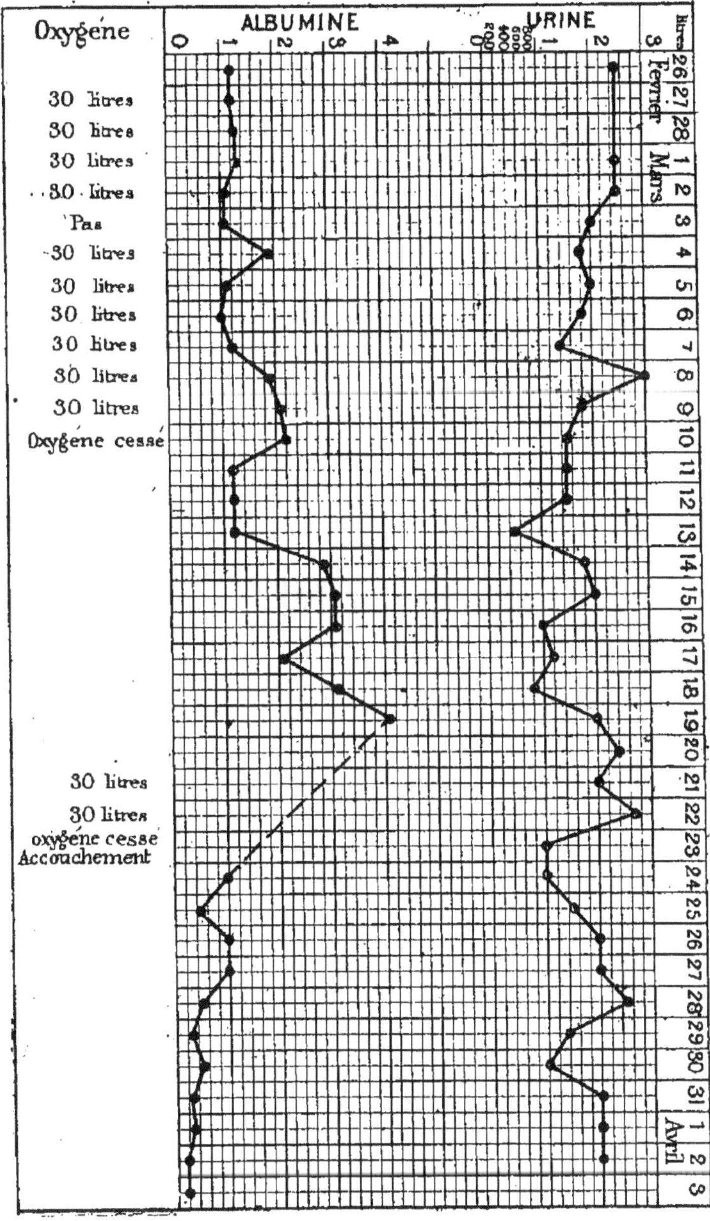

Oxygéne
ALBUMINE
URINE
30 litres
30 litres
30 litres
30 litres
Pas
30 litres
30 litres
30 litres
30 litres
30 litres
30 litres
Oxygéne cessé
30 litres
30 litres
oxygéne cessé
Accouchement
litres
Février
Mars
Avril

enfant mort-né, de 7 mois et demi environ, pesant
1,830 grammes. Délivrance naturelle. La partie centrale
du placenta est très altérée et présente plusieurs foyers
hémorrhagiques anciens.

L'albuminurie diminue progressivement à partir de
l'accouchement, qui n'est accompagné d'aucun phénomène éclamptique. Le troisième jour, au moment de la
montée du lait, il y a simplement un peu d'obnubilation
de l'intelligence.

Au moment de la sortie, le 11 avril, il n'y a plus que
0,10 grammes d'albumine. Quinze jours après, la malade
étant revenue à l'hôpital, on constate que les urines ne
contiennent plus d'albumine. La température a été normale pendant toute la durée du séjour à l'hôpital.

2°. ECLAMPSIE TERMINÉE, par MANLE

Insuccès complet de l'oxygène.

Hosdenteufel entre à l'hôpital le 29 mars 1887, à onze
heures du soir. Depuis six heures du soir, elle a eu huit
accès éclamptiques et, à son arrivée, elle se trouve dans
le coma complet.

Primipare, enceinte de 6 mois environ ; fœtus vivant;
œdème généralisé ; albuminurie. Les grandes lèvres,
et particulièrement la droite, sont très œdématiées.

Les accès cessent dès l'entrée à l'hôpital et la connaissance se rétablit petit à petit ; le lendemain dans la soirée elle est revenue suffisamment pour permettre de
répondre aux questions posées.

30 mars. — Ventouses scarifiées sur la région rénale ;
teinture de digitale, 16 gouttes ; urine, 200 gr.; albumine, 1 gr. 50 par litre ; lavement de chloral, 6 gr. —
Température oscille aux environs de 37°. Durant toute
la durée du séjour à l'hôpital, la température a d'ailleurs
été normale.

31. — Régime lacté exclusif continué jusqu'au moment

de la sortie de l'hôpital ; lavement d'eau ; eau de Contrexeville en boisson ; lavement de chloral, 4 gr.

.Urine, 1 litre ; albumine, 1 gr.

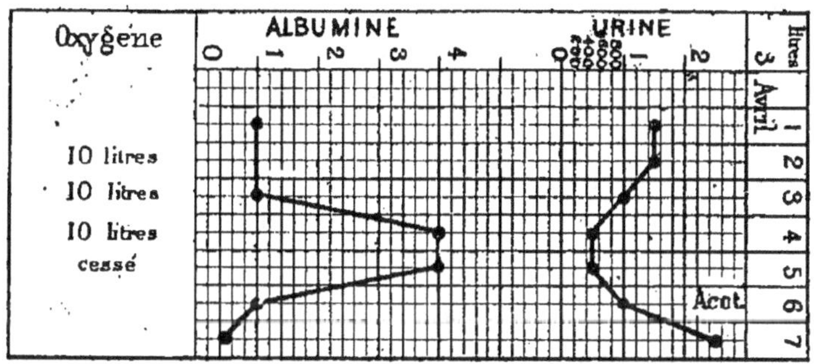

1er avril. — Eau de Contrexeville ; lavement de chloral, 2 gr.

Urine, 1 1/2 litre ; albumine, 1 gr.

2. — Urine, 1 1/2 litre. On commence les inhalations
d'oxygène (10 litres).

3. — Eau de Contrexeville ; oxygène, 10 litres.

Urine. 1 litre ; albumine, 1 gr.

4. — Teinture de digitale, 10 gouttes; oxygène, 10 litres.

Urine, 1/2 litre ; albumine, 4 gr. par litre.

5. — La femme, qui les jours précédents avait été
fort bien, a subitement un accès d'éclampsie. — Lavement de chloral, 2 gr.

Urine, 1/2 litre ; albumine, 4 gr.

6. — La femme accouche à une heure du matin ; à la
suite de la délivrance elle a un nouvel et dernier accès
d'éclampsie.

Eau de Contrexeville.

Urine, 1 litre ; albumine, 1 gr.

Le 10, cette femme étant atteinte de manie puerpérale
est envoyée à l'hôpital Sainte-Anne.

Dans la première de ces observations, l'oxygène a
été inhalé en assez grande quantité à la dose de
30 litres par jour, le 4 mars, l'oxygène n'ayant pas

été donné, la dose d'albumine a été plus considérable, et on aurait pu en tirer des conclusions favorables en faveur de cet agent thérapeutique ; mais, en continuant à suivre la courbe, on ne tarde pas à voir que, malgré les inhalations, la proportion d'albumine a de nouveau augmenté, de telle sorte qu'il est impossible de conclure à l'action favorable de cet agent dans ce cas.

Le second cas lui est encore moins favorable : sous l'influence de l'oxygène la proportion d'albumine, loin de diminuer, a paru augmenter.

Cette médication préventive demande de nouveaux essais, mais il faut avouer que les deux cas qui précèdent sont peu encourageants. Si l'oxygène réussit bien dans l'albuminurie brightique en dehors de la grossesse, il ne paraît pas devoir produire d'aussi heureux effets dans l'albuminurie puerpérale.

Les inhalations d'oxygène ont surtout été employées dans le *traitement curatif* de l'éclampsie. Voici résumés les neuf cas où ce traitement a été appliqué jusqu'à présent :

1° Observation de Fawr [1]. — Primipare de 19 ans, apportée dans le coma à l'hôpital. — Un accès environ toutes les heures. — Douze heures après l'admission inhalations d'oxygène sous l'influence desquelles un certain état de tranquillité s'établit. — Travail lent. — Application des sacs de Barnes. — Six heures après naissance de l'enfant. — Deux accès légers après l'accouchement. — Guérison.

Centralb. f. Gynæk, 1885, p. 680.

2º OBSERVATION DE FAWR [1]. — Primipare de 18 ans. — Naissance d'un enfant mort (procidence de la main et du cordon). — Une heure après l'accouchement deux accès d'éclampsie. — Inhalations d'oxygène. — La malade revient à elle. — Quatre accès ultérieurs. — Les inhalations continuées semblent diminuer progressivement la durée des accès. — Guérison.

3º OBSERVATION DE SUTUGIN [2]. — L'observation de Sutugin qui réclame la priorité de ce traitement date de 1868. — Primipare de 19 ans. — Apparition des accès pendant le travail. — Chloroforme. — Après le second accès, coma. — Inhalations d'oxygène. — Forceps après le douzième accès. — Plus d'accès de suite après l'accouchement, mais deux heures plus tard reprise des accès, coma et mort.

4º OBSERVATION DE SCHMIDT [3]. — Accouchement gémellaire. — Éclampsie et coma à la suite. — Respiration difficile. — Chloroforme et inhalations d'oxygène qui firent cesser le coma. — Guérison.

5º OBSERVATION DE TSCHUNICHOW [4]. — Femme de 30 ans. — 3pare. — Accouchement prématuré. — Douze heures après accès éclamptique; nouveaux accès; coma. — Inhalations d'oxygène; retour de la connaissance. — Guérison. — Emploi de 3/4 de kilogr. d'oxygène.

6º OBSERVATION DE TSCHUNICHOW [5]. — Primipare de 24 ans. — Convulsion et coma. — Chloroforme sans résultat favorable.—Forceps.—Continuation de l'éclampsie traitée par le chloroforme.—Après huit heures de coma,

[1] *Centralb. f. Gynæk.*, 1885, p. 681.
[2] *Centralb. f. Gynæk.*, 1885, p. 771.
[3] *Centralb. f. Gynæk.*, 1885, p. 771.
[4] *Centralb. f. Gynæk.*, 1885, p. 771.
[5] *Centralb. f. Gynæk.*, 1885, p. 772.

inhalations d'oxygène. — Cessation puis reprise des
mêmes inhalations. — Après le vingtième accès, la malade succomba dans le coma. — L'oxygène ne parut
avoir aucune influence sur les convulsions, mais diminuer simplement le coma et la dyspnée.

7° OBSERVATION DE LWOW[1]. — Primipare de 18 ans. —
Eclampsie au début du travail. — Coma après le deuxième
accès. — Chloroforme sans succès. — Inhalations
d'oxygène exerçant heureuse action sur la marche de la
maladie. — Guérison.

8° OBSERVATION DE BOMPIANI[2]. — Femme de 27 ans environ. — Arrivée au début du huitième mois, apparition
d'une éclampsie grave. — Injection de morphine. —
Décollement de l'œuf avec le doigt dans le segment inférieur d'après le procédé d'Hamilton. — Inhalations d'oxygène. — Accouchement provoqué par l'introduction
d'une sonde. — Accouchement forcé à la dilatation de
0,03 cent. — Enfant mort. — Trois heures après, mort
de la femme malgré la continuation des inhalations
d'oxygène.

9° OBSERVATION DE BOMPIANI[3]. — Primipare à terme. —
Eclampsie au début du travail. — Terminaison de l'accouchement par le forceps. — Coma et asphyxie. — Inhalations d'oxygène et respiration artificielle. — Injections
sous-cutanées d'éther. — Continuation des inhalations
d'oxygène. — Une heure après, nouvel accès. — Retour
progressif à la santé. — Guérison.

Dans ces différents cas, l'oxygène semble avoir été
donné pour combattre les accidents asphyxiques qui

---

[1] *Centralb. f. Gynæk*, 1885., p. 772.
[2] *Bulletino della societa lancisiana degli ospedali de Roma.*
Anno VI, Fasc. IV, 1886.
[3] Id.

accompagnent le coma profond, et qui sont dus à la congestion et à l'œdème du poumon. L'oxygène n'est plus dirigé comme dans le traitement préventif contre le trouble de la sécrétion rénale, contre l'albuminurie.

En résumant les résultats fournis par les neuf observations qui précèdent, on voit que six femmes ont été sauvées et que trois sont mortes. Cette statistique est en somme peu brillante, d'autant moins que, parmi ces cas, il y en a trois où l'éclampsie ne survint qu'après l'accouchement, et on sait qu'en général, la maladie est moins grave dans ces circonstances.

De nouvelles tentatives seraient nécessaires pour asseoir un jugement définitif sur ce traitement préventif ou curatif par les inhalations d'oxygène, mais il est fort à douter, d'après ces premiers résultats, qu'on soit en présence d'une méthode nettement supérieure, ce n'est qu'une de plus à ajouter aux nombreuses que compte déjà la thérapeutique de cette terrible maladie.

IX

Compression des carotides.

La compression des artères, pratiquée contre diverses affections, remonte à Caleb Hillier Parry, de Bath, qui, en 1792, publia un mémoire sur ce sujet.

Quelques autres médecins, sans connaître la publication de Parry, employèrent le même moyen. Blaud, de Beaucaire, le tenta dans la fièvre cérébrale; Liston, d'Edimbourg, dans la névralgie maxillaire; Preston, de Calcutta, dans l'épilepsie.

En 1837, presque simultanément, Trousseau, Malapert et Baudelocque neveu publièrent des cas d'affections diverses guéries par la compression des carotides. M. Dezeimeris, dans une lettre adressée à l'Académie des sciences, et dans un mémoire paru dans l'*Expérience* (1837, p. 65), revendique l'invention en faveur de son véritable auteur, et donné un bon résumé de la question.

L'éclampsie puerpérale n'est pas dans ce mémoire signalée parmi les maladies justiciables de ce procédé.

En 1840, Stoehlin [1] mentionne les deux observations suivantes d'éclampsie, où la compression des carotides fut employée :

« Au mois de novembre dernier, je fus appelé au milieu de la nuit auprès d'une femme couchée à l'hôpital Saint-Antoine, salle Ste-Cécile. Depuis la fin de la journée elle avait été prise des convulsions de l'accouchement; le travail marchait avec lenteur, et lorsqu'on me fit chercher elle était en proie à des douleurs violentes de tout le corps. Lorsque j'arrivai elles avaient cessé et la malade était étendue privée de connaissance, la respiration haletante, tous les membres raides et tendus, la tête renversée en arrière, les membres ne pouvant être pliés; du vagin s'écoulait un liquide clair sanguinolent, extrêmement fétide, la tête de l'enfant était engagée dans l'ouverture de l'utérus; les bords du col étaient tendus et résistants. Je comprimai les deux carotides avec force; au bout de deux minutes à peu près je vis la tête se fléchir; tous les muscles ne tardèrent pas à se

---

[1] *Journal des connaissances médico-chirurgicales* de Trousseau, 1840, p. 185.

distendre et la femme eut bientôt recouvré sa connaissance. Les convulsions, à partir de ce moment, ne reparurent plus, les contractions utérines se renouvelèrent, et une heure après, l'accouchement ayant eu lieu, je reçus un enfant mort depuis quelques jours.

« Je fus plus heureux chez une femme arrivée près du terme de sa grossesse qui fut prise de convulsions et pour laquelle on vint me chercher à l'hôpital. Lorsque j'arrivai chez elle, les convulsions avaient fait place à la torpeur, mais, au bout de quelques minutes, elles reparurent. Je comprimai alors les carotides autant que je le pus ; je continuai longtemps, étant remplacé par un médecin du voisinage que l'on avait appelé ; tous nos efforts furent sans résultat. La malade resta plongée dans cet état jusqu'au lendemain ; on lui fit une saignée, on lui donna des bains, des purgatifs légers, des potions antispasmodiques ; les convulsions cessèrent pour ne plus reparaître et quinze jours après cette femme accoucha sans accident d'un enfant sain et bien constitué.»

Voici une autre observation due au Dr Labalbary, de Gourdon (Lot) :

ECLAMPSIE PUERPÉRALE *guérie par la compression des carotides*[1]

« Marie F..., âgée de 21 ans, habitant Gourdon, avait dépassé le huitième mois d'une première grossesse et se portait à merveille, lorsque le 25 août dernier, après avoir travaillé comme de coutume toute la journée dans la position assise, elle trébucha en se levant, tomba à la renverse sur l'angle d'une table et se contusionna fortement la région sacrée. Une heure après cet accident les signes d'un travail utérin prématuré se manifestèrent ; une sage-femme fut appelée ; l'accouchement se fit très naturellement ; puis, à peine la délivrance était-elle achevée que survinrent de violentes attaques d'éclampsie.

---

[1] *Gazette des hôpitaux*, 1860, p. 435.

Un premier médecin mandé dans cette circonstance fit appliquer des sangsues aux apophyses mastoïdes et aux tempes, des sinapismes enveloppèrent les extrémités inférieures ; mais, loin de se modérer sous l'influence de ce traitement, les attaques se succédèrent avec plus d'intensité et avec une rapidité si effrayante qu'à part de courts intervalles d'un coma profond, elles étaient presque incessantes.

Le lendemain 26 avril, la situation de la malade n'avait pas changé, et au moment où je vis cette jeune femme pour la première fois, il y avait dix-huit heures que ses attaques convulsives se répétaient avec opiniâtreté. La belle constitution du sujet, son pouls fort, vibrant, l'injection et la turgescence du visage indiquaient une congestion vasculaire à laquelle il semblait rationnel d'opposer une vigoureuse déplétion sanguine ; je pratiquai une large saignée du bras et je prescrivis la potion suivante :

<pre>
        Eau distillée. . . . .   250 gr.
        Ammoniaque liquide. . . . .   120 gouttes.
        Sirop de menthe . . . .   30 gr.
</pre>

à prendre par cuillerée à bouche toutes les heures.

Cette nouvelle médication n'eut pas plus de succès que la précédente. Je songeai dès lors à mettre en usage la compression des carotides, d'après la méthode de de M. Blaud, de Beaucaire, laquelle consiste à comprimer les deux artères soit en les rapprochant l'une de l'autre et en les appuyant fortement contre la partie inférieure des régions latérales du larynx, avec le pouce et l'index, soit en les aplatissant d'avant en arrière, en prenant le point d'appui sur la colonne vertébrale. Je donnai la préférence au premier de ces procédés, et ce fut avec bonheur qu'à une première tentative je vis l'attaque à laquelle la malade était en proie perdre de son intensité et de sa durée. Bientôt je pus, à l'aide de cette double compression, me rendre maître des attaques subséquentes et les arrêter aussitôt que l'état convulsif tendait à se reproduire.

J'avouerai toutefois que, si je parvins à triompher de
ces convulsions, les plus formidables que j'aie jamais
vues, ce ne fut pas sans peine, car je n'eus pas recour-
à la compression moins de cent cinquante fois dans les
vingt-quatre heures de lutte qu'il me fallut subir. Encore
la perte de connaissance et le coma ont-ils persisté longtemps après les dernières convulsions, et ces accidents
n'ont cessé définitivement qu'à l'emploi combiné de deux
larges vésicatoires appliqués aux jambes et au calomel
prescrit à la dose de 30 centigrammes à prendre en trois
fois à une demi-heure d'intervalle. »

(Suivent quelques considérations qu'il est inutile de
transcrire ici.)

J'ai cité ces observations comme simples docu-
ments. Il est en effet impossible d'en tirer des conclusions. La compression des carotides a été aban-
donnée pour la thérapeutique des différentes maladies contre lesquelles elle avait été préconisée ;
l'éclampsie n'en a pas été exceptée. Je ne connais
aucun accoucheur qui conseille ce moyen aujour-
d'hui ; les accès sont plus sûrement conjurés par le
chloral et le chloroforme, et il est peu probable que,
grâce à la découverte des anesthésiques, on tente de
nouveau cette compression, qui pourra cependant
trouver son indication dans quelques cas exceptionnels.

X

Saignée.

Depuis Hippocrate, on emploie la saignée dans le
traitement de l'éclampsie, et, malgré des vicissitudes

diverses, on a encore recours à elle comme à un des moyens les plus efficaces, et pour remédier à l'em-, poisonnement du sang, et pour combattre l'asphyxie qui accompagne le coma.

Au XVIIe siècle, au grand siècle de la saignée, les accoucheurs, entraînés par l'opinion médicale régnante, usent et abusent de ce moyen. Voici d'ailleurs le passage de Mauriceau [1], qui résume l'opinion de ce temps :

« Il y a certaines femmes qui n'accouchent jamais qu'elles ne tombent en convulsion, soit devant, soit après leur accouchement. Mais pour éviter et prévenir un si fâcheux accident, il faut saigner ces sortes de femmes deux ou trois fois durant le cours de leur grossesse ; outre quoy il les faut encore saigner aussitôt qu'elles commencent d'être en travail, afin de diminuer la quantité du sang dont leurs vaisseaux sont trop pleins, parce qu'il s'en fait alors une ébullition, à cause des douleurs de l'accouchement, qui l'échauffent et l'agitent extraordinairement, le transportent en trop grande abondance à la tête, et causent ordinairement par ce moyen la convulsion. Plusieurs femmes se sont très bien trouvées d'avoir suivi en cela mon conseil, qui a été cause qu'elles ne sont nullement tombées en convulsion, comme elles avaient coutume dans leurs précédents accouchements, et il faut les saigner plutôt du bras que du pied, parce qu'y ayant une grande plénitude du corps, le sang qui se porte en abondance à la tête est bien plus promptement évacué par la saignée du bras que par celle du pied. »

Pendant tout le XVIIIe siècle, la phlébotomie est continuée dans l'éclampsie, sans discussion.

La première moitié du XIXe siècle voit dans l'é-

---

[1] *Mauriceau*, t. I, p. 339.

clampsie comme dans la plupart des affections la saignée refleurir, sous l'influence des doctrines de Broussais. Pour ce médecin, éminent malgré les erreurs de sa doctrine, toute maladie est le résultat d'une irritation, d'où la diète, les boissons émollientes, les émissions sanguines sous toutes les formes.

L'opinion de Botal revient à la mode : « Le sang dans le corps humain est comme l'eau dans une bonne fontaine : plus on en tire, plus il s'en trouve. »

La saignée, qu'on avait jusque-là acceptée avec enthousiasme, subit dans la seconde moitié de notre siècle des attaques vives qui tendent à la faire bannir de la thérapeutique en général, et du traitement de l'éclampsie en particulier.

Cette réaction contre la déplétion sanguine est nettement formulée et résumée, en 1867, dans la thèse de Mangenest. La doctrine médicale est à l'anémie, et le mal éclamptique, suivant les fluctuations de l'opinion, devient une anémie des centres nerveux ; partant de cette opinion, une émission sanguine passe pour ridicule.

A la suite de cette réaction, on assiste, phénomène habituel en pareil cas, à la division des médecins en deux camps nettement tranchés, les uns continuant les traditions du passé, partisans de la saignée, le autres séduits par les théories nouvelles et tournant en dérision ce moyen classique.

Cette scission existe, à l'heure actuelle, aussi nette qu'à sa naissance, et pour faire le procès de la saignée il est indispensable d'examiner les objections et arguments avancés de part et d'autre :

Les adversaires de la saignée s'appuient sur les deux objections suivantes :

1° La saignée est inutile : la preuve, c'est que bien souvent elle n'empêche pas le dénouement fatal. Les observations, en effet, sont loin d'être rares, où, malgré les émissions sanguines le sujet n'a pu être sauvé. Mais le sulfate de quinine ne guérit pas tous les accès de fièvre pernicieuse, le mercure ne fait pas disparaître toute manifestation syphilitique, s'en suit-il que la quinine soit un mauvais médicament à opposer au poison paludéen, et de même le mercure à la syphilis? L'argument est donc mauvais ; je passe outre.

2° La délivrance est ordinairement accompagnée d'une hémorrhagie plus ou moins abondante, sorte de saignée naturelle ; or souvent à la suite on voit l'éclampsie continuer, ce qui semblerait démontrer que la perte de sang n'est en aucune façon salutaire.

On peut faire à cette objection une double réponse :

Il est un fait généralement reconnu et admis par les accoucheurs : c'est qu'après l'accouchement et la délivrance, l'éclampsie s'améliore le plus souvent, il y a des exceptions mais qui n'infirment en aucune façon la règle. Il n'est donc pas prouvé que l'hémorrhagie de la délivrance soit étrangère à cette amélioration habituelle.

Pour les cas où la maladie reste stationnaire ou s'aggrave après la délivrance, on est en droit de répondre, comme précédemment, qu'il n'y a aucun moyen infaillible, et que les meilleurs ont toujours à leur passif un certain nombre d'insuccès. — D'autre part, est-il juste de considérer l'hémorrhagie de la délivrance dans tous les cas comme une véritable

saignée? en aucune façon : souvent l'hémorrhagie est
fort peu abondante, et quand elle est moyenne, n'est-
elle pas autre chose que l'évacuation des sinus utérins
par le sang qu'ils contenaient avant l'accouchement?
—La matrice en revenant sur elle-même diminue considérablement de volume ; les parois dans lesquelles
circulait une grande quantité de sang se rétractent
elles-mêmes. Dans ce retrait, le liquide contenu doit
être expulsé, d'où l'hémorrhagie de la délivrance,
qui n'est en somme qu'une émission locale, sans re-
tentissement sur la circulation générale. — Ce reten-
tissement n'a lieu que quand l'hémorrhagie génitale
est abondante ; alors seulement la perte de la délivrance peut être comparée à une saignée générale,
et ces cas constituent l'exception.

Parmi les arguments des adversaires de la saignée,
il n'en est donc aucun de péremptoire. Voyons maintenant comment la défendent ses partisans.

L'éloquence des faits est ici la meilleure. Et s'il
est vrai que quelques cas négatifs ne peuvent prouver
l'impuissance d'un moyen, les positifs, au contraire,
sont susceptibles d'établir son heureuse influence.

Prouvez-moi, en effet, que dans trois cas, le froid
a été la cause de la pneumonie; s'il ne la produit pas
dans un quatrième, je n'en concluerai pas moins au
froid comme facteur étiologique possible de cette
maladie.

Voici d'abord résumée une observation de Cazeaux,
citée dans les *Cliniques de Peter*, t. II, p. 622 :

Ipare. Vers fin de grossesse, ayant de vives douleurs de
tête, négligea de se faire saigner et éprouva dès le début

du travail une éclampsie grave, à laquelle néanmoins elle survécut. Pendant sa deuxième grossesse, elle fut saignée assez abondamment et accoucha sans accident. A sa troisième et à sa cinquième grossesse la saignée ne fut pas pratiquée et elle fut prise de convulsions, tandis qu'à une autre gestation elle eut recours à ce moyen et accoucha très heureusement.

Je citerai ensuite les deux faits que Depaul a rapportés dans ses *Cliniques*, p. 352 et 354 :

1° La nommée Ouvrat, enceinte de sept mois et demi environ, dont la grossesse n'avait rien présenté d'extraordinaire jusqu'alors, fut prise dans la nuit du 13 au 14 novembre d'attaques éclamptiques. Depuis dix heures et demie du soir, le 13 novembre, heure à laquelle eut lieu la première attaque, jusqu'au lendemain midi, les convulsions se répétèrent toutes les vingt minutes environ.

Elle fut transportée à la clinique à midi, le 14 ; elle arriva plongée dans le coma avec cette respiration stertoreuse que vous connaissez, les lèvres laissant échapper un peu d'écume sanguinolente ; elle s'était fait plusieurs morsures à la langue pendant les premiers accès ; une nouvelle attaque fut observée à la clinique aussitôt après son arrivée, à midi ; une seconde se produisit à midi sept minutes ; une troisième à midi vingt ; une quatrième à midi cinquante-cinq. Vous voyez avec quelle rapidité les accès se succédaient.

A une heure on fait une saignée de 500 grammes ; les attaques se suspendent immédiatement et ne reprennent que le soir ; la cinquième eut lieu à neuf heures cinq minutes, la sixième à neuf heures trente. A partir de ce moment les attaques se suspendent complètement et sont remplacées par une très grande agitation. Le 15 au matin je trouvai le col un peu plus grand qu'une pièce de deux francs ; des membranes entières ; l'auscultation ne faisait pas entendre les battements du cœur fœtal.

L'utérus se contractant de temps à autre avec une certaine énergie, je rompis les membranes et l'accouchement se fit le 15 novembre, à six heures quarante-cinq minutes du soir. L'enfant était mort et macéré ; la délivrance ne présenta rien d'extraordinaire. Le lendemain 16, la malade avait repris un peu de connaissance, elle nous regardait tous d'un air profondément étonné sans pouvoir répondre cependant à aucune des questions qu'on lui adressait. L'albumine, qui avait été très abondante jusqu'alors dans les urines, avait un peu diminué.

A partir de ce jour la convalescence marcha régulièrement : elle reprit ses facultés intellectuelles avec lenteur, mais complètement, et elle sortit de la maison quinze jours après son entrée, entièrement guérie. L'albuminurie avait complètement disparu cinq jours après son accouchement.

2° Un jour que M. Dubois avait été obligé de s'absenter de Paris, une jeune dame du grand monde qu'il devait accoucher fut prise tout à coup d'accès éclamptiques ; on courut chez moi, alors jeune agrégé de la Faculté. Je n'avais pas, vous le comprenez, à cette époque, l'autorité et l'expérience qui ne s'acquièrent qu'avec l'âge et la pratique ; il y avait là une responsabilité considérable que je ne voulus pas assumer tout entière. M. le professeur Andral était le médecin de cette famille, aussi je m'empressai de le faire demander. Je lui exposai mes convictions à propos du traitement de l'éclampsie et ma confiance dans les émissions sanguines répétées. Il m'écouta avec bienveillance, et quand j'eus fini : « Mon cher ami, me dit-il, je ne suis pas à même de juger cette question spéciale, mais j'ai confiance en vous et vous pouvez vous reposer sur moi ; faites donc comme vous l'entendrez, je vous couvre de ma responsabilité. Je fis aussitôt une première saignée, puis, les accès ne cessant pas, j'en fis une seconde ; enfin, après quelques heures, j'en fis une troisième et je fus assez heureux pour voir les attaques s'arrêter et ne plus reparaître ; l'accouchement se fit quelque temps après heureusement.

Voici, en outre, trois observations de M. Peter[1] exposées avec toute la verve qu'on connaît à l'éminent élève de Trousseau ; parmi ces trois cas, il en est un qui n'a pas trait à l'éclampsie puerpérale mais qui puise son intérêt dans l'influence même de la saignée sur des convulsions analogues :

Un jour, on sonnait violemment à ma porte comme il est habituel pour les cas de grande urgence et l'on me suppliait de voler au secours d'une dame qui se mourait d'attaques convulsives.

En effet, je trouvai dans un salon une femme couchée sur le parquet, belle et robuste jeune femme, en proie aux attaques d'épilepsie les plus hideuses et les plus violentes que j'aie jamais vues ; la langue sortie de la bouche portait la trace de morsures ; la peau couverte de sueur.

L'état de mal durait depuis deux heures :

La malade grosse de cinq mois était fortement albuminurique ainsi que l'indiquait l'infiltration des jambes non moins que l'examen des urines.

Il s'agissait d'une deuxième grossesse et la dame d'un tempérament sanguin était, sa fortune le permettant, parfaitement nourrie.

Elle était d'origine demi-anglaise, près d'elle se tenait sa mère qui, elle, était anglaise tout à fait. Vous savez qu'en Angleterre comme en France la théorie de l'anémie est à la mode, aussi lorsque je proposai la saignée, la mère s'empressa-t-elle de se récrier en me disant que cela ne se faisait plus, je chloroformai donc pendant trois quarts d'heure sans succès.

Alors un vieux médecin prévenu en même temps que moi arriva. Il vit immédiatement ce à quoi nous avions affaire et me dit incontinent : Mais si nous faisions une saignée ? Il prêchait un converti et je lui racontai la façon dont j'avais été reçu. Forts désormais, ayant le

____
[1] *Archives de Tocologie*, 1875, p. 99.

nombre pour nous, notre ultimatum fut que nous allions saigner ou partir.

La vieille Anglaise s'inclina parlementairement.

La saignée fut donc faite, et aussitôt cette femme qui depuis près de trois heures avait des attaques d'éclampsie continuelles, que j'avais chloroformée inutilement pendant trois quarts d'heure, cette femme commença à parler.

Le lendemain elle accoucha d'un enfant mort et comme il était dans l'ordre, la famille ne manqua pas de nous attribuer la mort de l'enfant.

Ainsi impuissance absolue des anesthésiques, puissance certaine et rapide de la saignée, voilà ce qui résulte de cette première observation.

Voici maintenant un fait historique dont un grand nombre de personnes compétentes ont été témoins :

Il y a quelques années, je faisais un intérim à l'hôpital de la Pitié et j'avais pour interne un jeune homme de Lausanne. Cet élève venait d'avoir une scarlatine très légère et telle qu'il n'avait gardé la chambre que quarante-huit heures ; il ne tint compte de mes observations, ni de mes conseils et reprit son service immédiatement. Cependant un matin, dans le décours de sa scarlatine, il se plaignit à moi de mal de tête et je dis à son compatriote Reverdin, dont vous connaissez les travaux et la valeur : si le mal de tête persiste dans la journée, ne manquez pas de lui ouvrir la veine. La figure de Reverdin n'aurait pas pris une autre expression s'il avait été persuadé que j'étais devenu subitement fou. Mais, à trois heures de l'après-midi de ce même jour, on vint en toute hâte me chercher pour aller au secours de mon malheureux interne, qui depuis trois heures déjà était en état de mal éclamptique.

Comme il était excessivement robuste la maladie avait pris des proportions excessives justifiant l'adage : *Optimis pessima corruptio*.

J'arrivai au bout d'une demi-heure. Le long de l'escalier se trouvait sur mon passage tout un chapelet d'internes, chacun d'eux considérant comme perdu son malheureux camarade, et chacun à ma question : Pourquoi ne l'avez-vous pas saigné? répondait par un mouvement d'épaules ou par des paroles énergiquement significatives et voulant dire que désormais tout serait bien inutile. Aussi l'aumônier plein de zèle administrait-il déjà mon interne, un protestant qui ne protestait pas. Comme ce Lausannois avait été l'interne d'un des médecins les plus distingués de notre époque, professeur de la Faculté, celui-ci immédiatement prévenu s'était empressé d'accourir : mais il portait les mêmes pronostics que tous les internes et déclarait le cas désespéré. Alors, dans l'embrasure d'une fenêtre, je disais à ce maître :

Si on le saignait. — Mon Dieu, me fut-il répliqué, nous n'avons le droit de rien refuser au malade dans cette situation suprême. Je saignai donc et dans les conditions les plus difficiles, l'interne en se débattant était tombé de son lit et quatre de ses collègues le maintenaient par terre à grand'peine. Je mis un genou en terre et fis couler dans une cuvette 1,200 grammes de sang, mais si l'on y ajoute ce qui s'était échappé de divers côtés dans les mouvement du malade la quantité du sang enlevée s'élevait bien à 1,500 grammes.

A peine la saignée était-elle finie (il était alors cinq heures du soir) que le malade proféra le mot de papa, le premier qui fût sorti de sa bouche depuis qu'il était en état d'éclampsie. Quelque temps après, il se mit à dire : Tiens, il fait nuit, et il faisait encore grand jour. Je craignis un instant de ne l'avoir empêché de mourir que pour le faire vivre aveugle, sans doute il s'était formé des dépôts albumino-fibrineux dans la rétine.

Une demi-heure après il avait cessé d'être amaurotique et n'était plus que hémiopique.

Pendant la soirée, on continua la méthode dérivative par l'administration de l'émétique en lavage. Le lendemain matin, le malade était pâle mais demandait à manger. Comme il était très fortement albuminurique, on continua le traitement par l'emploi du lait et des huîtres. Au bout de cinq ou six jours il était guéri. Ainsi ce malade, qui avait été déclaré perdu par tous les internes d'un hôpital, par un professeur de notre école, avait été sauvé par la saignée.

Encore un fait historique dont beaucoup d'entre vous ont pu être témoins. Un jour, vers six heures du matin, je me trouvais dans un service de clinique de la Faculté dans lequel il y avait une femme récemment accouchée, albuminurique, et qui depuis quatre heures et demie du soir (depuis près de dix-sept heures) était en état de mal éclamptique. Aussi jamais face ne fut-elle plus hideuse. Le pouls était tellement rapide, l'asphyxie tellement prononcée, que l'on avait porté ce jugement : il n'y a plus qu'à lui jeter le drap sur le visage.

Le chef de clinique me demanda ce que je pensais du cas.

— Quel traitement a-t-on employé?

— Mais rien, c'est l'anémie du bulbe.

— Eh bien! si vous considérez la malade comme perdue, que n'essayez-vous la saignée? En m'entendant, la religieuse, qui me connaissait, me pria de laisser mourir en paix la pauvre femme. On pratiqua néanmoins la saignée et l'on retira un peu plus de 500 gr. de sang. Alors cette femme, qui depuis près de dix-sept heures était en état de mal, porta la main à son front : c'était le premier acte conscient qu'elle eût accompli depuis la veille au soir.

On continua la méthode antiphlogistique par l'émétique en lavage et le lendemain matin les élèves retrouvaient bien portante cette femme que, la veille, on avait condamnée. Elle aussi était accouchée depuis une quinzaine de jours : c'était une éclampsie puerpérale.

M. Lancry, alors qu'il était interne de M. Budin, a également publié un cas très intéressant sur ce sujet. (*Progrès médical*, 1886, p. 755.)

La malade est une ménagère de 28 ans, arrivée au septième mois de sa grossesse environ. Entrée à la

Charité le 7 mai 1886 pour œdème des membres inférieurs et albuminurie intense. Le lendemain, à huit
heures du matin, première attaque d'éclampsie ; six autres attaques dans le courant de la journée; élévation
de la température jusqu'à 39°,8 ; anurie ; 9 grammes de
chloral en trois lavements administrés dans le courant
de la journée et n'amenant aucune amélioration. A dix
heures du soir, saignée de 600 gr. A partir de ce moment,
abaissement progressif de la température, disparition
graduelle des phénomènes éclamptiques.

. A partir du 11 mai, cessation des mouvements et battements fœtaux ; mort probable du fœtus. Le 15 mai,
expulsion d'un œuf complet renfermant un fœtus macéré. Rétablissement de la malade.

Ainsi, tandis que 9 grammes de chloral n'avaient
produit aucune amélioration dans l'état de la malade,
une saignée de 600 grammes amena la cessation
presque complète des attaques, et l'abaissement de
la température.

Je pourrais multiplier les faits en faveur de la saignée ; je pense qu'un plus grand nombre de citations,
ne conduisant qu'à des redites, est inutile ; si le
lecteur n'est pas convaincu par les observations qui
précèdent, il ne le sera pas davantage après une
nouvelle série de faits semblables.

Des cas isolés arrivons aux statistiques, nous n'y
puiserons que peu de renseignements précis.

Dans celle que j'ai faite sur les cas de la Maternité, et que j'ai jointe à ce travail, on peut voir que,
pour les femmes traitées par la saignée, la mortalité
des enfants a été relativement assez forte, 43 p. 100,
ce qui ne prouve pas grand'chose. Quant à la mortalité maternelle, point plus important, elle a été de
35 p. 100, c'est-à-dire à peu près la même que dans

les faits où on a employé le chloral et le chloroforme et où elle a été de 33 p. 100. Or, tandis que ce moyen a été employé dans tous les cas bénins et graves, et cela surtout depuis l'application de l'antisepsie, la saignée a de préférence été réservée pour les éclampsies graves, et alors que l'antisepsie n'était pas connue, ce qui semblerait donner l'avantage à la saignée sur le chloral et le chloroforme.

Mais il est inutile d'insister sur des résultats statistiques, auxquels je n'attache qu'une valeur très relative pour des raisons déjà données.

M. Charpentier dans son excellente thèse d'agrégation où il a traité de l'influence des divers traitements sur les accès éclamptiques, a établi différentes statistiques pour arriver à apprécier les résultats de la saignée. Il n'y a qu'une conclusion nette à tirer de ces chiffres laborieusement groupés, c'est la supériorité des saignées modérées sur les abondantes et répétées.

Ainsi, si nous prenons les chiffres fournis par la statistique établie à la clinique, la plus complète sur ce sujet, voici les résultats auxquels il arrive :

1° Femmes ayant subi une seule saignée avec ou sans sangsues. 58
    Guéries. 34
    Mortes 24
      Mortalité . . . . 41 p. 100.

2° Femmes ayant subi plusieurs saignées avec ou sans application de sangsues . . . 24
    Guéries. 11
    Mortes 13
      Mortalité . . . . 54 p. 100

Ainsi, avec les saignées modérées (500 grammes environ), la mortalité est de 41 p. 100, avec les saignées abondantes (1.000, 1500 gr.), de 54 p. 100.

Toutefois, il ne faudrait pas trop rapidement en conclure à la supériorité réelle des saignées modérées, car la statistique de la Maternité que l'auteur publie un peu plus loin donne des résultats contraires, et, d'autre part, dans la statistique de la clinique, il est probable que les saignées abondantes ont surtout été appliquées aux cas les plus graves, et la mortalité qu'elles ont donné ne leur est pas imputable; il faut en accuser la gravité même du mal.

Il était impossible de passer sous silence ces différents résultats statistiques, mais on se rend facilement compte de leur faible valeur; dans une question aussi complexe, quelques exemples cliniques bien observés sont plus probants que ces chiffres accumulés.

Comme aucune des objections qu'on a adressées à la saignée ne repose sur des bases sérieuses, comme, d'autre part, un certain nombre de faits prouvent nettement son heureuse influence, il semble rationnel de conclure à l'utilité de ce moyen thérapeutique.

La saignée ne sera pas pratiquée indistinctement dans toutes les circonstances. — Chez les femmes anémiées, pâles, chez les citadines fatiguées et épuisées par la vie à l'ombre, l'émission sanguine est inutile et pourrait être nuisible; au contraire, chez les parturientes qui viennent de la campagne, fortes, pléthoriques, une bonne évacuation de sang sera d'habitude d'un excellent effet.

Mieux vaudra recourir aux saignées modérées (500 grammes environ) et n'arriver aux saignées abondantes ou répétées (1.000 ou 1.500 gr.) que dans des cas exceptionnels, où l'intensité des accidents ne permet l'espoir qu'à la condition d'employer les moyens les plus énergiques et pour ainsi dire désespérés.

La saignée sera pratiquée de préférence sur les veines du pli du coude, suivant le procédé classique; on n'ouvrira d'autre veine, la jugulaire externe par exemple, que dans des conditions tout à fait spéciales. — Je me rappelle, pendant mon internat à la Maternité, avoir été obligé de recourir à ce moyen, à cause de l'infiltration des bras qui ne permettait pas de trouver les veines de ces membres. — La femme était mourante et la saignée ne put la rappeler à la vie.

La saignée sera pratiquée dans un double but :

1° Combattre l'asphyxie, alors que le coma étant profond, il y a de l'œdème et de la congestion du poumon. — Etat grave qui ne tarde pas à emporter le malade, si on n'y remédie promptement ;

2° Diminuer la quantité des éléments toxiques dans le sang, détruire ou affaiblir les fâcheux effets de l'urinémie. — Or, ainsi que l'a démontré le professeur Bouchard dans une communication récente, il n'est pas de moyen plus énergique pour combattre l'intoxication du sang, moyen bien plus efficace que les diurétiques, les purgatifs ou les diaphorétiques.

N. B. — Depuis la rédaction de ce chapitre j'ai traité un nouveau cas par la saignée (voir Obs. p. 110). L'émis-

XI

Calmants.

Parmi les calmants, il en est deux qui ont été surtout employés dans le traitement de l'éclampsie, à savoir : le bromure de potassium, l'opium et ses dérivés.

A. — BROMURE DE POTASSIUM

En présence des succès fournis par le bromure de potassium dans certaines convulsions, et notamment celles de l'épilepsie, on songea à l'administrer dans l'éclampsie.

Le Dr Shoyer (de Leavenworth, Kansas) paraît être le premier à avoir employé ce médicament. Dans le cas qu'il a publié[1] en 1867, l'auteur a administré

---

sion sanguine a été de 500 grammes et l'amélioration à la suite nulle. C'est un nouvel échec pour ce procédé thérapeutique, mais, je le répète, les faits négatifs n'infirment pas les positifs. Tout médecin doit savoir que quelquefois les effets de la saignée sont nuls, mais que le plus souvent ils sont favorables. Le jour où l'éclampsie sera mieux connue, on pourra peut-être expliquer pourquoi la saignée est salutaire dans tels cas et sans effet dans d'autres. Cette différence d'action semblerait donner raison à ceux qui admettent la dualité de l'affection, qu'on ne peut néanmoins accepter actuellement, faute de preuves suffisantes.

[1] *New-York medical Record*, t. I, et *Bulletin de Thérapeutique.* Janvier 1868, p. 41.

10 grammes de bromure de potassium, en dix-neuf
heures et demie, la femme a guéri.

La seconde observation est due à Raciborski[1] qui
ignorait probablement le fait de Shoyer, car il n'en
fait aucune mention. — L'éclampsie s'annonçait
gravement, le bromure de potassium fut donné à la
dose de 2 grammes par vingt-quatre heures, et
continué jusqu'au dixième jour. Il fut repris plus
tard à cause de symptômes de perturbation cérébrale
que présenta la malade. — La lecture attentive de
cette observation ne semble pas démontrer l'heureuse
influence du bromure, qui d'ailleurs fut administré
à dose trop faible.

La même année, Viger[2] publia un cas où, dans
deux grossesses successives, il prescrivit ce médicament à la dose de 0.25 la première fois et de
3 grammes à la seconde — les deux fois avec
succès. — Les explications données par l'auteur
laissent planer quelques doutes sur le diagnostic
éclampsie et la convulsion qu'il décrit ne présente
pas le type habituel de cette maladie.

Deux autres succès dus au Dr Rey[3]; la dose du
médicament a été de 3 à 4 grammes par jour.

Je mentionnerai encore les trois cas suivis de guérison de Marcel Bonger[4] (de Saintes) où le bromure
de potassium fut donné à la dose de 15 grammes
par jour — de Jalabert[5], même dose — de Camu-

---

[1] *Gazette des hôpitaux*, 1869, p. 298.

[2] *Gazette des hôpitaux*, 1869, p. 378.

[3] *Gazette des hôpitaux*, 1869, p. 402.

[4] *Gazette des hôpitaux*, 1873, p. 514.

[5] *Gazette des hôpitaux*, 1873, p. 537.

set[1], où la dose fut un peu moins forte, de 12 grammes en vingt-quatre heures.

Le Dr A. Decès[2] publia un travail sur ce sujet en 1874; il a combiné l'action du bromure de potassium à celle du chloroforme, toutes ses malades ont guéri, mais il attribue ses heureux résultats surtout à l'emploi du chloroforme.

Deux autres guérisons publiées par Hutchinson (Aberdeen)[3] en 1877.

En 1880, Pilat[4] obtient encore une guérison par l'emploi du même médicament.

Si on essaye de se faire une opinion sur l'action du bromure de potassium par les différents cas qui précèdent qui tous se sont terminés par guérison, elle doit être excellente, et on se demande alors comment le traitement par le bromure de potassium est aujourd'hui généralement abandonné.

C'est vraisemblablement que les faits malheureux ont été passés sous silence. Nous en trouvons une preuve dans les trois cas inédits de la statistique à la Maternité qui tous se sont terminés par la mort de la mère.

Le bromure de potassium est un excellent sédatif du système nerveux, et il est probable que son emploi aurait été continué dans le traitement de l'éclampsie si on n'avait eu un autre agent plus énergique que le précédent, et dont la grande supériorité

---

[1] *Gazette des hôpitaux*, 1873, p. 587.

[2] *Société médicale de Reims*, 1874, p. 94.

[3] *Practitionner*, 1877, et *Cent. f. Gynæk.*, 1877, p. 350.

[4] *Bulletin médical du Nord*, et *Journal des sages-femmes.* Paris, 1880, t. VIII, p. 26.

consiste dans la rapidité d'action, je veux parler de l'hydrate de chloral.

Nous verrons plus loin l'heureuse influence de ce médicament sur l'éclampsie.

Le bromure de potassium a donc été détrôné par le chloral, et il est fort douteux que les accoucheurs reviennent à son emploi.

B. — OPIUM ET DÉRIVÉS

L'opium n'a guère été employé dans le traitement de l'éclampsie que dans la seconde moitié de ce siècle. — Chaudement préconisé par les auteurs allemands, Braun, Kiwisch, Scanzoni, Wieger, etc., il a été en France vivement combattu par Cazeaux qui justifie l'exclusion de ce médicament par le danger d'ajouter son action congestive à celle de la maladie elle-même ; cet auteur fait cependant une exception en faveur des femmes anémiques, ou qui auraient subi une saignée abondante.

Les Allemands emploient volontiers l'opium sous forme d'extrait à la dose de 5 à 30 centigrammes. — Le laudanum a également été prescrit [1].

Mais c'est surtout le chlorhydrate de morphine qui a été administré en injections hypodermiques.

Clark [2] ayant expérimenté les heureux effets de la morphine à haute dose sur les convulsions épileptiques, l'employa également contre celles de l'éclampsie. Les doses habituelles furent de 0 gr. 06 à 0.09 par huit heures environ. — Au dire de l'auteur, et sans

[1] Cas de Vizcrie. *Gazette des hôpitaux*, 1858, p. 447.
[2] *American journal of obstetrics*. Vol. XIII, 1880, p. 533, 547.

statistique à l'appui, aucun cas traité de la sorte n'aurait été suivi de mort.

Faust [1] a dans quatre cas d'éclampsie grave donné des doses encore plus élevées de sulfate de morphine variant entre 0 gr. 06 et 0.12 en vingt-quatre heures avec succès complet pour la mère.

Maberley Smith [2] a également employé la morphine, mais à la dose seulement de 0.015 à 0.02, et depuis ce moment (cinq cas) n'a plus eu de mort par éclampsie à la maternité de Melbourne.

Autre succès de T. S. Cooley [3] à la dose de 0.06, puis de 0.09, avec association de bromure de potassium et d'hydrate de chloral.

Même heureux résultat obtenu par Worr [4], forte dose mais non spécifiée de morphine.

C. Wannamaker [5] a publié quatre faits où la morphine fut employée à la dose de 0.04 à 0.08, trois femmes guérirent, une succomba. Cette dernière était justement celle qui avait eu la plus faible dose de morphine 0.04.

M. Dederichs [6] a associé la morphine au chloroforme et a obtenu de cette combinaison les meilleurs résultats, puisque sur 16 femmes traitées de la sorte il n'y a pas eu de mort.

Si on réunissait ces différents faits, on arriverait donc, de même que pour le bromure de potassium,

---

[1] *American journal of obstetrics.* Vol. XIV, 1881, p. 416.
[2] *The Lancet.* London, 1881, 16 juillet, p. 86.
[3] *New-York medical Record*, 1881, 24 décembre.
[4] *New-York medical Record.* 1882, n° 9.
[5] *American journal of obstetrics.* 1884, juillet, p. 749.
[6] *Zur behandlung der Eclampsia puerperalis*, thèse Bonn, 1886.

et la plupart des médications qui ne comptent que des statistiques partielles, à un magnifique résultat, puisque sur les différents cas qui précèdent il n'y a eu qu'une mort.

Je ne répéterai pas les critiques que j'ai déjà faites précédemment, en particulier au sujet du bromure de potassium.

Remarquons en passant que, sauf les cas de Dederichs où le chloroforme a été combiné à la morphine, toutes les autres observations nous viennent de loin, de l'Amérique ou de l'Australie et n'ont eu aucune confirmation européenne.

Ces diverses raisons imposent quelque réserve dans l'appréciation à porter sur l'action de la morphine, particulièrement administrée aux doses élevées qui ont été mentionnées, 0.04, 0.06, 0.12 et qui semblent nécessaires pour obtenir les succès en question.

C'est là une médication qui mérite certainement d'être tentée, expérimentée, mais qui ne peut être encore définitivement acceptée ou recommandée.

Je ferai observer en terminant que dans la statistique de la Maternité, pour les cas où l'opium ou ses dérivés ont été administrés, il n'y a eu qu'une mort, tous les enfants ont été sauvés. Ces résultats seraient plutôt encourageants.

XII

ANESTHÉSIQUES

En 1846, Jackson et Morton découvrent l'anesthésie au moyen de l'éther. Au commencement de 1847, Simpson l'emploie en obstétrique.

La même année 1847, Soubeyran en France, et Liebig en Allemagne, signalent le chloroforme dont l'action est supérieure à celle de l'éther. Peu après, Simpson fait encore l'essai de ce nouvel agent dans la pratique obstétricale.

Mais c'est à M. Richet que revient l'honneur d'avoir pour la première fois en 1848 administré le chloroforme dans le traitement de l'éclampsie; voici d'ailleurs l'observation en question qui présente un grand intérêt historique :

PREMIER CAS D'ÉCLAMPSIE TRAITÉ PAR LE CHLOROFORME ; SAIGNÉE ANTÉRIEURE [1].

Marie Pellinet, âgée de 22 ans, fut apportée à l'hospice Saint-Louis le 24 février à huit heures du matin. Le travail avait commencé la veille au soir; elle avait eu déjà chez elle des convulsions pour lesquelles on lui avait pratiqué une saignée au bras.

Durant le temps qu'on envoya chercher l'interne de service elle eut plusieurs attaques successives. A son arrivée, elle était en proie à une attaque nouvelle caractérisée par des convulsions cloniques très violentes avec perte de connaissance. La face était bouffie, les lèvres cyanosées, l'écume à la bouche ; elle fumait la pipe par instants comme une apoplectique ; présentation de la tête, travail très avancé ; le col était complètement dilaté et la tête descendait dans le petit bassin.

Cependant les attaques se succédaient à de courts intervalles pendant lesquels la perte de connaissance restait toujours complète, les poings fermés, rigides. Quelques attaques s'accompagnaient de contractions utérines,

---

[1] Thèse *Tucoulat*, p. 52.

mais ces contractions elles-mêmes étaient convulsives et profitaient peu pour avancer l'accouchement.

M. Richet, qui arriva presque aussitôt, prescrivit de faire respirer du chloroforme au commencement de chaque attaque. Ces aspirations calmaient presque aussitôt les convulsions, la respiration devenait plus régulière et plus calme ; le pouls éprouvait la même modification.

L'inhalation n'avait pas besoin d'être continuée au delà d'une minute, tandis que les attaques précédentes duraient de cinq à six minutes. Du reste, les attaques revinrent aussi fréquemment pendant une heure et demie à deux heures. Vers midi, elles devinrent plus rares et dans les intervalles la connaissance revint.

, A deux heures et demie, la femme accoucha au milieu d'une convulsion longue, mais moins violente que plusieurs autres dans lesquelles l'utérus ne se contractait pas autant. Immédiatement après l'expulsion de l'enfant il y eut une nouvelle attaque que l'on arrêta avec le chloroforme ; la délivrance fut opérée immédiatement. L'enfant était violet et offrait les battements du cœur très faibles. Il suffit de laisser saigner un peu le cordon et de pratiquer quelques stimulations sur les fesses pour le ranimer parfaitement. C'était un garçon bien constitué et à terme.

La matrice, après la délivrance, expulsa des caillots assez volumineux mêlés de sang fluide. Toutefois, dans la crainte d'une congestion cérébrale, on appliqua vingt sangsues derrière les oreilles.

Il n'y a pas eu de nouvelles attaques d'éclampsie. La malade a quitté l'hôpital dès le 15 mars avec un certain trouble de l'intelligence voisin de la manie puerpérale ; mais elle y semblait prédisposée par ses antécédents et il ne paraît pas y avoir lieu d'en accuser l'emploi du chloroforme.

Le chloral, découvert par Liebig en 1832, ne fut employé comme hypnotisant et anesthésique par O. Liebreich, qu'en 1869. Bouchut, la même année, l'indiqua comme pouvant rendre des services dans le traitement de l'éclampsie, où il fut employé peu après et simultanément par M. Serré de Bapaume, et M. de Saint-Germain à l'hôpital Cochin.

Nous voici donc en présence de trois anesthésiques préconisés dans le traitement de l'éclampsie, l'éther, le chloroforme et le chloral.

L'éther a relativement été peu employé. M. Charpentier, dans sa thèse d'agrégation (p. 117), a pu réunir 15 cas où il a été administré. On a préféré en général le chloroforme, dont l'action est beaucoup plus prompte et sûre. C'est à l'étude exclusive du chloral et du chloroforme que je vais consacrer ce chapitre.

A. — CHLOROFORME

Après la publication de l'observation de M. Richet, le premier travail d'ensemble sur cette question paraît en 1855, et est dû à M. Bouchacourt (de Lyon). Puis viennent successivement en 1855 et 1856, les mémoires de Frémineau, Timermans, Macario, Liégeard, Scanzoni, Spiegelberg. En 1857, l'importante thèse pour le concours de professorat de M. Blot. Depuis cette époque les travaux se sont multipliés et sont aujourd'hui tellement nombreux qu'il serait fastidieux de les énumérer tous.

Nous signalerons simplement l'intéressante thèse d'agrégation de M. Charpentier de l'*Influence des divers traitements sur les accès éclamptiques* (1872) où la question des anesthésiques est traitée très complètement.

(On trouvera les autres publications mentionnées à l'*Index bibliographique*.)

Le chloroforme a été employé tantôt en potion à l'intérieur (Frémineau), tantôt et presque toujours en inhalations. La pratique des accoucheurs est un peu variable à cet égard, les uns le font respirer au moment des accès convulsifs, les autres dans l'intervalle seul des accès.

Quant à la quantité de chloroforme inhalé elle n'a été notée par presque aucun observateur.

Le chloroforme, quand il est donné à dose suffisante pendant l'éclampsie, a pour effet presque constant d'éloigner l'apparition des accès convulsifs, et de diminuer leur intensité. On observe également dans l'intervalle des convulsions un calme plus grand, plus prononcé.

Les statistiques ne permettent pas d'établir l'influence du chloroforme sur la durée totale de la maladie à cause même de la variabilité des cas.

Quant aux résultats fournis par cet agent anesthésique pour la guérison des éclamptiques, dans le relevé fait par M. Charpentier sur 63 cas, la mortalité maternelle est de 11 p. 100, résultat fort brillant qu'on peut attribuer avec l'auteur à ce qu'on a, de préférence, publié les cas heureux et passé sous silence les malheureux, reproche que j'ai déjà adressé à des statistiques précédentes.

Dans la statistique de la Maternité, où j'ai réuni les cas traités par le chloroforme et par le chloral (total 134), la mortalité maternelle a été de 34 p. 100, et celle des enfants, de 27 p. 100. La mortalité, ainsi qu'on le voit, est peu différente de celle de la saignée, 35 p. 100. (J'ai indiqué ailleurs comment ces statistiques ont été établies, je n'y reviens pas ici.)

B. — CHLORAL

L'emploi du chloral dans l'éclampsie puerpérale a été l'objet de mémoires importants, parmi lesquels je citerai ceux de Chouppe[1], Bellmunt[2], Tucoulat[3], Testut[4], Froger[5], Chambert[6], sans oublier ceux que j'ai mentionnés à propos du chloroforme, où la question de chloral est d'habitude abordée simultanément.

L'hydrate de chloral a été donné tantôt et très rarement par la voie hypodermique. (Sayle, Testut, 1880), tantôt en injections intra-veineuses (Oré, Bellmunt), tantôt et le plus souvent, soit par la voie buccale, soit par la voie rectale.

Les voies hypodermiques et veineuses ont été abandonnées à cause de leurs dangers; à l'introduction par la bouche on préfère le lavement, l'administration étant de la sorte plus facile, surtout quand la malade est dans le coma. On évite ainsi également l'irritation de l'estomac; quant à l'irritation du rectum, elle est nulle, si on a soin de prescrire le chloral avec du lait et un jaune d'œuf.

Le chloral a été administré à la dose de 8, 10, 12 gr. et même plus dans l'espace de 24 heures, tantôt seul, tantôt associé aux inhalations de chloroforme, ou a

[1] *Annales de Gynécologie*, t. V. 1876, p. 33.
[2] *Centralblatt f. Gynäk.*, 1878, p. 263.
[3] *Thèse de Paris*. 1879.
[4] *Thèse de Paris*, 1879.
[5] *Thèse de Paris*, 1879.
[6] *Thèse de Paris*, 1884.

quelque autre médication. Dans les cas graves d'é-
clampsie, il ne faut pas hésiter à avoir recours aux
doses de 15 à 16 grammes quotidiennement.

Le chloral agit de même que le chloroforme; il y
a éloignement des accès, diminution dans leur intensité, agitation moindre dans leur intervalle.

On sait d'ailleurs que d'après Liebreich, Richardson,
et quelques autres auteurs, l'hydrate de chloral agi-
rait en se dédoublant dans le sang en chloroforme et
formiate de soude; ce serait le chloroforme mis en
liberté qui produirait l'action anesthésique.

Le chloral et le chloroforme auraient donc une
action absolument identique; toutefois, l'action du
chloroforme est plus rapide et énergique à cause de
la pénétration plus prompte et plus abondante de
l'agent médicamenteux quand il est administré directement que donné sous forme de chloral.

M. Testut, dans son important travail publié en
1879, a réuni dans un tableau les différents cas publiés par les auteurs ou la médication chloralée a
été employée contre l'éclampsie; voici les résultats
de cette statistique (p. 42):

Femmes traitées.	55
Guérisons.	50
Mortes.	4
Sort inconnu.	1

Mortalité, 7,4 p. 100

Certes comme résultat on ne peut rien désirer de plus
brillant. Il est vrai que ceux fournis par le bromure
de potassium ou par la morphine, à ne consulter que
les cas publiés, seraient aussi beaux. Mais on ne doit

accorder aucune valeur sérieuse à cette statistique pas plus qu'aux précédentes.

Ainsi que je l'ai déjà dit, je refuse dans le cas actuel toute confiance à une statistique composée de faits isolés et publiés accidentellement. Il est nécessaire de posséder tous les cas observés dans un même service, et encore les résultats sont-ils fort aléatoires, à cause de la complexité des faits et des médications.

(Dans la thèse de Chambert (1884), se trouvent huit cas traités à l'hôpital Lariboisière par l'hydrate de chloral, avec une seule mort).

C. — COMPARAISON DU CHLORAL ET DU CHLOROFORME

D'après les observations que j'ai pu faire pendant mon internat à la Maternité de Paris, et depuis dans différents hôpitaux, il m'a semblé que l'action du chloral et du chloroforme, les deux agents les plus employés dans le traitement de l'éclampsie, ne différaient guère l'un de l'autre, sauf par la rapidité d'action en faveur du chloroforme.

Sous l'influence de ces deux anesthésiques, les accès sont d'habitude espacés, puis supprimés, l'agitation est plus ou moins calmée ; le coma ne semble pas modifié. A l'aide du chloroforme, on diminue ordinairement le stertor de la respiration

Si l'action du chloroforme est plus prompte à se montrer, elle est également plus rapide à disparaître. Quand on cesse les inhalations pendant quelque temps les accès et l'agitation recommencent. Le chloral a, au contraire, une action plus prolongée.

Mais ce sont là de simples différences dans la rapidité et la durée de l'action et non dans sa forme même qui paraît être la même dans les deux cas.

Quant aux résultats fournis par ces deux médicaments, Testut, chaud partisan du chloral, est arrivé par les statistiques de M. Charpentier et la sienne à ce résultat comparatif :

Mortalité par les anesthésiques . . .   17 p. 100
       (Ether. Chloroforme. Chloral.)
Mortalité par la médication chloralique.   7 p. 100

D'où il conclut à la supériorité du chloral.

La statistique de Charpentier sur les anesthésiques de même que celle de Testut sur la médication chloralique, se compose d'une série de cas isolés empruntés à différents auteurs ; elle est passible de tous les reproches que j'ai adressés plus haut à ce genre de statistique ; il n'est donc pas possible d'y ajouter confiance :

J'ai classé les cas de ma statistique en 3 catégories, ceux où le chloroforme a été donné sans chloral, ceux où le chloral a été prescrit sans chloroforme, ceux enfin où le chloral et le chloroforme ont été donnés simultanément :

1° Le chloroforme a été donné sans chloral :

     Mères. — Guéries, 26.
       —   Mortes, 22.
            Mortalité, 45 p. 100.

   Enfants. — Vivants, 37.
      —   Morts, 14. (3 grossesses gémellaires)
           Mortalité, 27 p. 100.

2° Le chloral a été donné sans chloroforme :

Mères. — Guéries, 24
— Mortes, 5
— Inconnues, 1
Mortalité, 17 p. 100.

Enfants. — Vivants, 21.
— Morts, 11.   (2 grossesses gémellaires)
Mortalité, 34 p. 100

3° Le chloral et le chloroforme ont été donnés ensemble :

Mères. — Guéries, 37
— Mortes, 18
— Inconnues, 1
Mortalité, 32 p. 100.

Enfants. — Vivants, 41
— Morts, 13   (1 grossesse gémellaire)
— Inconnus, 3
Mortalité 23 p. 100

Autrement dit :

1° Mortalité maternelle.

Avec le chloroforme . . . . . 45 p. 100
Avec le chloral . . . . . . 17 — —
Avec le chloroforme et chloral. . 32 — —

2° Mortalité infantile.

Avec le chloroforme . . . . . 27 p. 100
Avec le chloral . . . . . . 34 — —
Avec le chloroforme et chloral. . 23 — —

D'après ces résultats la médication chloralée serait
la plus mauvaise pour les enfants et la meilleure pour
les mères.

Le chloroforme administré seul serait moins bon pour les mères que donné simultanément avec le chloral; mais c'est le chloral donné sans chloroforme qui fournirait les meilleurs résultats.

Je ferai remarquer que dans la statistique de la Maternité, le chloroforme seul a été employé de 1855 à 1870, alors que l'antisepsie n'était pas faite et que le chloral au contraire a été donné depuis cette époque. Il y a là une cause d'erreur sérieuse pour l'appréciation de la mortalité au détriment du chloroforme.

D'autre part, comme le mode d'action de ces deux médicaments paraît peu différent, on ne voit guère pourquoi les résultats seraient si dissemblables. Il est probable qu'il s'agit ici de séries heureuses et malheureuses conduisant à des conclusions fausses.

Pour ma part tout en tenant compte des résultats de Testut, de ceux fournis par la statistique de la Maternité, je ne puis croire que, toutes choses égales d'ailleurs, le chloral doive fournir des effets meilleurs que le chloroforme; il me semble cependant que jusqu'à plus amples informations les résultats précédents paraissent donner la préférence à l'hydrate de chloral.

La médication anesthésique présente le grand avantage d'être sans danger. On peut donner l'hydrate de chloral à haute dose, 12, 14, 16 gr., sans observer d'accidents; il en est de même du chloroforme, qui est, comme on le sait, si bien toléré dans l'état puerpéral. Spiegelberg cependant ne partage pas cette tranquillité et prétend (*Traité d'accouchement*, 2ᵉ édit., p. 518) connaître un cas où le chloroforme donné contre l'éclampsie aurait amené la mort subite. Il est regrettable que l'auteur allemand ne donne pas de détails sur ce cas qui est vraisemblablement unique ; une accusation aussi grave devrait être appuyée sur des preuves nettes. Il s'agit peut-être d'une simple coïncidence. Aussi, à moins de faits nouveaux et plus probants, peut-on se considérer comme autorisé à dire que le chloroforme, de même que le chloral, est sans dangers quand il est administré avec les précautions nécessaires.

Avant de terminer ce chapitre, et à cause de l'importance même de la méthode anesthésique dans le traitement de l'éclampsie puerpérale, il est naturel de poser la question du mode d'action de cette méthode. — A quelle influence sont dus les heureux résultats que la plupart des auteurs s'accordent aujourd'hui à lui reconnaître ?

L'anesthésie modifierait-elle l'intoxication du sang, ou la sécrétion urinaire ? En aucune façon, le chloroforme et le chloral agissent tout autrement.

Ils ne luttent pas contre la cause de l'éclampsie, contre l'urinémie qui est cette cause habituelle, mais contre ses effets, c'est-à-dire les accès convulsifs.

L'empoisonnement sanguin sous leur influence reste le même, mais ses fâcheux effets sont atténués quant à ce qui concerne le système nerveux.

Les anesthésiques, en éloignant et en conjurant les accès, évitent aux malades ces terribles secousses qui les épuisent, qui entravent la circulation, qui amènent parfois des hémorrhagies cérébrales ou autres, et dont le résultat sur la respiration est si fâcheux. Grâce à cette tranquillité relative, les différentes fonctions de l'économie, notamment la circulation et la respiration, se font mieux, et si l'organisme est capable de réparer le mal produit, il le fera beaucoup plus facilement à l'abri de ce calme anesthésique.

En d'autres termes les anesthésiques ne guérissent pas l'éclampsie, mais ils lui permettent de guérir avec plus de facilité. Ils ne luttent pas directement contre le mal, ils se contentent d'aplanir devant l'organisme les difficultés de la lutte.

Aussi aurait-on grand tort de se priver d'un si précieux moyen, et également tort de se fier à lui seul pour la thérapeutique de l'éclampsie. L'anesthésique endort le système nerveux; à d'autres agents est laissé lesoin de lutter contre la cause même des convulsions.

XIII

MÉTHODES UTÉRINES

GÉNÉRALITÉS

TRAITEMENT OBSTÉTRICAL

Toute méthode qui s'adresse à l'utérus n'a qu'un but, évacuer le contenu de la matrice soit partiellement, soit totalement. C'est ce qu'on appelle d'habitude le traitement obstétrical. En poursuivant cette voie l'intention de l'accoucheur peut être, soit de sauver la mère, soit de sauver l'enfant.

Les opérations destinées à sauver la mère et quelquefois l'enfant sont :

1° La rupture prématurée artificielle de la poche des eaux ;
2° L'accouchement provoqué ;
3° L'accouchement activé ;
4° L'accouchement forcé.

Celle qui doit exclusivement sauver l'enfant n'est autre que l'opération césarienne pratiquée soit dans l'agonie, soit après la mort.

Toutes les opérations destinées au salut de la mère ont le même but, vider la cavité utérine. C'est dire que la *déplétion utérine* joue un grand rôle dans le traitement de l'éclampsie.

Il importe donc d'établir la valeur thérapeutique de l'évacuation de l'utérus par le produit de la conception.

Depaul (*Clinique*, p. 360), sur 113 cas qu'il a pu réunir, estime que dans 57 l'éclampsie a été heureusement modifiée par l'accouchement, et que dans 56 l'influence de l'accouchement a été nulle.

Wieger (*Gazette médicale de Strasbourg*, 1854) donne les résultats suivants : sur 112 cas la cessation après l'accouchement a eu lieu 39 fois, les attaques ont diminué 35 fois et sont restées intenses 37 fois. (1 cas inconnu).

En d'autres termes, d'après Depaul, l'accouchement aurait une heureuse influence dans la moitié des cas, et, d'après Wieger, dans les deux tiers des cas.

J'ai essayé de grouper les observations de la Maternité en quatre catégories, et voici les résultats que j'ai obtenus :

1° Cas où l'accouchement paraît avoir amené la cessation des accès, 60 ;

2° Cas où il y a eu simplement atténuation, 31 ;

3° Cas où l'accouchement n'a eu aucune heureuse influence sur la marche de l'éclampsie, 88 ;

4° Cas où l'influence de l'accouchement ne peut être appréciée, 30.

En somme, sur 179 cas :

88 fois l'effet de l'accouchement a été nul.

31 fois l'accouchement a produit une légère amélioration ;

60 fois l'influence heureuse de l'accouchement paraît avoir été nette.

J'ai été dans cette appréciation, je dois l'avouer pour être juste, plutôt favorable à l'action propice de l'accouchement et de la déplétion utérine.

Mes résultats s'accordent donc avec ceux de M. Depaul. L'éminent professeur avait trouvé que l'éclampsie n'est heureusement modifiée par l'accouchement que dans la moitié des cas, ma conclusion est la même (91 sur 179).

La statistique de Wieger plaide davantage en faveur de l'heureuse action de l'accouchement. Mais, étant donné que Depaul (ainsi qu'il le dit dans sa clinique) et moi avons fait la part plutôt large à l'accouchement, je crois être dans la vérité en formulant l'aphorisme suivant :

La déplétion de l'utérus modifie heureusement l'éclampsie dans la moitié des cas, mais reste sans influence dans l'autre moitié.

Donc, toutes les fois que l'accouchement se fera pendant le cours de l'éclampsie, nous devrons l'accepter comme un événement d'heureux augure, puisque son influence est salutaire dans un cas sur deux.

Mais lorsque l'accouchement n'a pas lieu spontanément, devrons-nous employer les moyens connus pour le provoquer, pour l'activer, pour le faciliter, telle est la question qu'il convient de poser maintenant et qui conduit à l'étude :

1° De la rupture prématurée artificielle de la poche des eaux ;

2° De l'accouchement provoqué ;

3° De l'accouchement activé ;

4° De l'accouchement forcé.

A. — Rupture prématurée artificielle de la poche des eaux.

La déplétion de l'utérus paraissant dans certains cas agir heureusement sur l'éclampsie, il était naturel de la tenter partiellement en provoquant l'écoulement du liquide amniotique.

Cette intervention a été essayée par différents auteurs et dans le but qui précède et aussi dans celui de provoquer l'accouchement.

Voici les observations que j'ai pu recueillir sur ce sujet :

1. Ciniselli. — Clinique de Pavie 1831 [1].

2. Lovati, dont je transcris l'observation résumée :

[2] Fille de 17 ans, affectée de vomissements dès le début de sa grossesse et traitée sans succès. — Au septième mois elle est réduite à une maigreur extrême, rejette tous les aliments et médicaments; quinze jours après les convulsions générales se déclarent ; la faiblesse augmente par deux saignées (?). — Vésicatoire à l'épigastre. — Quinze attaques dans neuf jours. — A huit mois de grossesse ponction de l'œuf ; les douleurs commencent le lendemain ; une attaque dans l'intervalle. — Accouchement spontané d'un enfant vivant après deux heures de travail. — Guérison.

[1] Il m'a été impossible de trouver l'indication exacte de l'observation de Ciniselli; peut-être est-elle la même que celle de Lovati, également observée à la Clinique de Pavie. Cependant Wieger, dans son mémoire (*Gaz. Strasbourg*, 1854), établit une distinction nette entre les deux.

[2] *Institut obstétrical de Pavie*, années 1830-1831, et *Gazette médicale de Paris*, 1833.

Le Dr Godemer [1] (d'Ambrières, Mayenne) publia sur ce sujet trois cas dont voici le résumé :

3. (1re OBSERVATION). — G..., 25 ans ; grossesse de 5 mois et demi ; éclampsie ; saignée de 600 gr. — Vésicatoire. Sangsues. — Deuxième jour, même état. — Troisième jour : orifice utérin dilaté pour recevoir deux doigts ; écoulement des eaux ; accès d'éclampsie deviennent plus rares. — Le lendemain pas de travail· — Le surlendemain : hystérotomie vaginale ; accouchement de la femme ; présentation siège ; extraction. — Mère guérie. — Enfant qui vécut.

4. (2e OBSERVATION). — L..., 26 ans, grosse de six mois.— Eclampsie. — Différents moyens sont employés sans succès. — Avant effacement rupture artificielle des membranes. — Imminence de mort. — Hystérotomie vaginale. — Enfant vivant. — Guérison de la mère.

5. (3e OBSERVATION). —B..., 19 ans, à terme moins quelques jours. — Eclampsie. — Avant travail, rupture artificielle des membranes amenant grande amélioration dans l'éclampsie. — Peu de temps après, accouchement spontané, d'une fille vivante. — Guérison.

L'auteur fait suivre ses observations des remarques suivantes :

« Toutes les fois que l'éclampsie est rebelle aux saignées et aux révulsifs, il ne faut point balancer à ouvrir les membranes.... Il est évident que la distension de l'utérus est la cause ou qui entretient ou qui détermine cette affection.

« La rupture des membranes ne lève pas toutes les difficultés, elle offre seulement, au milieu de dangers sans

---

[1] Sur l'éclampsie des femmes enceintes, nécessitant la ponction des membranes, et quelquefois l'hystérotomie. *Gazette des hôpitaux*, 1841, p. 637.

nombre, une chance de succès. Quand l'éclampsie, après la sortie des eaux, n'a cédé en rien de son intensité ; quand le col ne présente aucune dilatation ; quand l'inertie de la matrice semble augmenter les accidents, que faire ? Pratiquer l'hystérotomie vaginale est la seule planche de salut. Ou faire cette opération ou abandonner le malade à une mort certaine, telle est l'alternative rigoureuse contre laquelle il faut lutter. »

6. Busch (1849) en a également mentionné trois cas. (Indication donnée par Wieger. *Loco citato* p. 467.)

7. Je citerai enfin une observation de Rul Ogez[1].

30 ans ; deuxième grossesse au septième mois. — Point de mouvements du fœtus depuis douze jours. --Eclampsie avant le travail. — Calomel, antispasmodiques, saignée ; affusions froides sans succès. — La ponction des membranes fait cesser les attaques ; le coma persiste. — Le lendemain, l'orifice est ouvert ; le fœtus, présentant le siège, est extrait par les pieds pendant le sopor, qui dure encore deux jours. — Amblyopie consécutive. — Guérison.

8. 9. 10. Dans la statistique de la Maternité, sur trois cas où cette rupture a été prématurément faite, il y a eu deux cas de mort pour la mère et un pour l'enfant.

Sur les cas qui viennent d'être mentionnés, il en est huit, où je possède les résultats pour les mères (Lovati, Godemer, Rul Ogez, Maternité) et 7 pour les enfants (les mêmes, moins Rul Ogez).

Sur les 8 mères, 6 vivantes, 2 mortes.

Sur les 7 enfants, 6 vivants, 1 mort.

Les éléments d'appréciation sont trop peu nombreux pour permettre des conclusions. Il n'est pas à

[1] RUL OGEZ (*Gazette médicale de Paris*, 1852).

présumer cependant que les quelques avantages qu'on peut retirer de cette rupture artificielle prématurée puissent compenser les inconvénients au point de vue de la marche du travail et de la vie de l'enfant. Ainsi, à moins qu'il n'y ait de l'hydramnios, semble-t-il juste de considérer ce mode d'intervention comme contre-indiqué.

XIV

B. — Accouchement provoqué.

Kiwisch, Litzmann, Crédé, et surtout Braun, ont très chaudement recommandé la provocation de l'accouchement dans le traitement de l'éclampsie.

Les moyens pour provoquer l'accouchement dans le cas actuel ne diffèrent pas de ceux qui ont été préconisés dans toute autre circonstance; la revue de ces différents procédés serait ici déplacée.

En parcourant la littérature obstétricale, j'ai pu trouver un certain nombre d'observations ayant trait à ce sujet. Elles ne représentent vraisemblablement qu'une très faible proportion des cas où cette intervention a été pratiquée ; il me semble cependant utile de relater brièvement chacun de ces faits :

1° FEHLING[1]. — A pratiqué la version èt l'extraction de l'enfant, mais ne donne pas d'indications nettes sur l'état du col (d'après Kroner.),

[1] *Ueber Eclampsia parturientium. Wurtemb. med. Correspon denzblatt.* 1876 n° 2.

2° Braillon[1]. — Appelé auprès d'une éclampsie fort grave et ne présentant aucun signe de travail, l'auteur procéda à la provocation de l'accouchement de la façon suivante : « J'introduisis forcément le doigt à travers l'orifice interne du col; parvenu dans l'utérus je décolle les membranes, je reconnais une présentation de la tête ; je laisse le doigt dans l'utérus pendant un bon moment, de la main gauche frictionnant le ventre. Je réintroduis le doigt dans l'utérus et parviens à rompre les membranes ; c'est alors que sont apparues des contractions utérines qui n'ont fait qu'augmenter progressivement d'intensité. Je fis ensuite des irrigations d'eau chaude sur le col pendant une heure; après ces irrigations, je constatai un commencement de dilatation du col ; je parvenais alors à introduire dans le col, avec beaucoup de peine, les extrémités des deux doigts, index et médius, que je laissai encore, aidant de cette manière à la dilatation, et étendant le plus possible l'index contre la partie antérieure du col en même temps que je fléchissais le médius contre la portion postérieure. »

Application du forceps avant la dilatation complète. — Extraction d'un enfant vivant. — Guérison de la mère.

3° Triaire[2]. — Eclampsie à la fin de la grossesse chez une femme de 48 ans. — Chloroformisation. — Dilatation artificielle du col à l'aide d'une douche ascendante tiède sur le col utérin d'une durée de huit à dix minutes. — Application du forceps avant la dilatation complète. — Extraction d'un enfant vivant et guérison de la mère.

4° Triaire[3]. — Eclampsie au terme de la grossesse. — Traitement par la chloroformisation et la dilatation du col par les douches utérines. — Application du forceps. — Extraction d'un enfant vivant et guérison de la mère

1 *Archives de Tocologie*, 1876, p. 372.

2 *Archives de Tocologie*, 1876, p. 488.

3 *Archives de Tocologie*, 1880, p. 729.

5° TRIAIRE[1]. — Eclampsie à huit mois et demi de la gestation enrayée par la chloroformisation, se reproduisant au terme de la grossesse et traitée par l'anesthésie et l'application de douches utérines. — Présentation de la face. — Version. — Enfant mort. — Guérison de la mère.

6° TRIAIRE[2]. — Eclampsie au huitième mois de la grossesse. — Trente-cinq accès. — Traitement par la chloroformisation et la dilatation du col par l'éponge préparée. — Présentation de la face. — Application du forceps. — Enfant mort vraisemblablement pendant l'intervention. — Guérison de la mère.

7° WILNIART[3]. — Eclampsie puerpérale. — Accouchement prématuré provoqué. — Guérison de la mère.

8° HOPKINS[4]. — Convulsions puerpérales. — Accouchement provoqué. — Mort de la mère.

9° VINEBERG[5]. — Albuminurie puerpérale. — Eclampsie. — Accouchement provoqué. — Guérison de la mère.

10° CAMPBELL[6]. — Eclampsie puerpérale. — Accouchement prématuré provoqué. — Forceps. — (Résultat pour la mère ?)

11° JOHNSON[7]. — Accouchement antérieur terminé par le forceps. — Enfant né en état de mort apparente. — A cette nouvelle grossesse, provocation de l'accouchement à terme. — Forceps. — Enfant vivant. — Guérison de la mère.

[1] *Archives de Tocologie*, 1880, p. 731.
[2] *Archives de Tocologie*, 1880, p. 733.
[3] *Archives médicales belges*, 1881, t. XVII, p. 278.
[4] *Buffalo med., and surg. journal*, 1881, XXI, p. 11.
[5] *Canada med. and surg. journal* 1883, p. 577.
[6] *Canada med. and surg journal*, 1884, p. 324.
[7] *American journal of obstetrics.* 1885, p. 912.

Comme toutes les statistiques du même genre, celle-ci est fort brillante en faveur de l'accouchement provoqué, puisque sur 9 cas, il n'y a eu qu'une femme morte ; sur 6 enfants, 2 morts. (Sur les 11 cas, il y en a 2 où le résultat pour la mère n'est pas mentionné.) Mais, pour la même raison, je ne lui accorderai pas plus de valeur qu'aux précédentes.

Les accoucheurs actuellement sont très partagés sur les indications de l'accouchement provoqué dans l'éclampsie puerpérale, les uns le préconisant encore, les autres, plus nombreux, conseillant de ne pas y avoir recours.

Les arguments qu'on a invoqués en faveur de l'accouchement provoqué sont les suivants :

Puisque la déplétion de l'utérus est ordinairement favorable au pronostic de l'éclampsie, le but du thérapeute est d'amener l'accouchement aussi promptement que possible. (Nous avons vu, en effet, que la déplétion utérine pouvait être considérée comme salutaire dans la moitié des cas). En provoquant l'accouchement, on pourrait donc espérer rendre service à l'éclamptique une fois sur deux. Reste à savoir si les dangers auxquels on l'expose ainsi que son enfant justifient cet espoir.

En provoquant l'accouchement, a-t-on dit, et en interrompant par conséquent la grossesse, on empêche le retour de l'éclampsie à une époque ultérieure, et, en cas de néphrite grave, on place la femme dans des conditions favorables pour l'amélioration et la guérison. C'est souvent vrai, mais aussi quelquefois faux ; on voit, en effet, l'éclampsie survenir pendant les suites de couches, et à une époque éloignée de l'accouchement; toutes les néphrites de la grossesse ne disparaissent pas pendant le postpartum.

J'arrive aux objections qu'on a faites à l'accouchement provoqué :

Si cette provocation a lieu assez loin du terme de la grossesse, à sept mois par exemple, le fœtus a bien des chances pour succomber. On expose donc la vie de l'enfant pour obtenir un résultat incertain du côté de la mère. L'objection est juste, il faut cependant faire observer qu'avec le récent emploi des couveuses, les enfants nés avant terme sont placés dans de meilleures conditions qu'autrefois pour la survie.

En provoquant l'accouchement, a-t-on dit, on excite l'utérus, et on amène souvent des accès convulsifs. Pour faire cesser l'éclampsie, on commence par l'aggraver. Cette objection m'a toujours semblé quelque peu théorique, et je n'ai pas trouvé d'exemples probants de cette prétendue irritation, les auteurs qui font l'objection n'en citent pas. Dans le seul cas où j'ai, non pas provoqué, mais activé l'accouchement au moyen du ballon de Barnes, (l'observation sera publiée plus loin voir page 100), je n'ai pas vu la justification de cette opinion, qui, à mon avis, demande des preuves.

La provocation de l'accouchement est le plus souvent inutile, prétendent encore les adversaires, car habituellement l'éclampsie amène seule le travail prématuré, et en intervenant, on fait ainsi une opération inutile, par conséquent blâmable. Il serait facile

6

de montrer, et tous les accoucheurs savent, que l'éclampsie ne produit pas toujours le travail, et que, malgré elle, la grossesse suit son cours, quoique le plus souvent, en vérité, l'expulsion ait lieu.

Enfin, a-t-on encore objecté, provoquer l'accouchement est inutile, car les moyens qu'on possède agissant lentement, l'éclampsie a le temps ou de cesser, ou d'amener la mort avant que l'accouchement ait eu lieu. Autrefois, l'objection était exacte, mais aujourd'hui, avec la sonde de Krause ou avec le ballon Tarnier les contractions utérines surviennent assez promptement, et l'accouchement se fait sans retard.

En somme, en mettant en balance les arguments contraires et les arguments favorables à la provocation de l'accouchement, on voit qu'il est actuellement bien difficile d'arriver à une conclusion nette. Un accoucheur qui la tenterait dans un cas grave d'éclampsie ne pourrait être répréhensible.

Cependant, comme on possède aujourd'hui dans le régime lacté une arme préventive puissante, comme avec les anesthésiques on calme le plus souvent et on guérit les éclampsies de moyenne gravité, comme, d'autre part, les éclampsies graves amènent presque fatalement l'accouchement, et trop souvent la mort, quelle que soit la thérapeutique employée, il semble préférable de s'abstenir de l'accouchement provoqué, sauf indications spéciales. Cette abstention est d'ailleurs conseillée aujourd'hui par la plupart des accoucheurs français.

X V

C. — Accouchement activé

MOYENS VARIÉS

FORCEPS. — VERSION

L'accouchement est susceptible d'être activé soit pendant la période de dilatation, soit pendant celle d'expulsion.

Pendant la période de dilatation, on peut agir de deux façons différentes, soit en activant la contraction utérine, soit en dilatant mécaniquement l'orifice utérin.

Parmi les moyens propres à accélérer les contractions utérines, je citerai les injections d'eau chaude, l'introduction d'une bougie entre la paroi utérine et l'œuf, comme pour provoquer l'accouchement.

Pour dilater mécaniquement le col, on peut se servir des sacs de Barnes, de l'appareil élytro-ptérygoïde de Chassagny, d'un dilatateur métallique. (J'en ai fait construire un tout récemment par M. Matthieu, qui sera bientôt livré à la publicité, si les résultats qu'il fournit sont assez satisfaisants.)

L'appareil élytro-ptérygoïde de Chassagny a été employé dans un cas par M. Olivier [1], et paraît avoir

---

[1] *Archives de Tocologie*, 1883, p. 482.

rendu un réel service en activant la dilatation.
Toutefois, il est à remarquer que pendant son application, l'intensité des accès éclamptiques était nettement exagérée.

Il est vraisemblable que les sacs de Barnes ont été
souvent appliqués dans le même but ; néanmoins, je
n'ai pas trouvé d'observation se rapportant à ce
sujet. Je relate ici la suivante qui m'est personnelle,
et où le résultat a été loin d'être satisfaisant.

*Primipare. — Grossesse compliquée de céphalalgie. —
Œdème de la face et des membres inférieurs. — Albuminurie considérable. — Accès d'éclampsie multiples en ville
constatés par le médecin. — Apportée à l'hôpital dans le
coma éclamptique. — Accouchement prématuré à six mois
et demi. — Sommet O. I. D. P. — Introduction de deux
ballons de Barnes à deux reprises différentes. — Accouchement spontané. — Enfant né mort. — Délivrance naturelle. — Pas d'accès à l'hôpital. — Guérison. — Suites
de couches normales.*

La nommée Dubois, femme Common, primipare, âgée
de 27 ans, manouvrière, douée d'une bonne constitution,
entre à la Charité le 22 septembre 1887, salle Sainte-
Marie, chambre C.

Elle a marché à onze mois, a eu les fièvres intermit-
tentes à dix ans (elle habitait la Creuse à cette époque),
elle a été réglée pour la première fois à seize ans et depuis toutes les cinq semaines, pendant sept jours, peu
abondamment.

Les dernières règles datent du 15 au 20 février 1887,
époque à laquelle elle fait remonter sa grossesse, qui fut
compliquée d'odontalgie. Depuis le troisième mois, elle
a de l'œdème des membres inférieurs, surtout marqué
le soir ; depuis trois semaines environ elle a de la stoma-
tite, de la céphalalgie frontale ; depuis une dizaine de
jours des éblouissements et des bourdonnements d'oreille.

Mercredi, ainsi que la nuit qui suivit, elle eut des accès d'éclampsie. Le médecin qui fut appelé ordonna son transport immédiat à l'hôpital ; tout d'abord conduite à l'Hôtel-Dieu, on l'amène à la Charité, vu son état de grossesse.

A l'examen on constate :

Que la parturiente est dans le coma éclamptique ; la face est bouffie, le cou court et gros, la région hypogastrique, ainsi que les membres inférieurs, sont œdématiés.

Le ventre est peu volumineux, l'utérus développé comme pour une grossesse de six mois à six mois et demi ; la tête est dans l'excavation, le dos et le siège sont peu perceptibles, vu la contraction presque permanente de l'organe. La malade étant très agitée, j'ordonnai de faire des inhalations de chloroforme.

Après une auscultation attentive, on perçoit un peu au-dessous de l'ombilic sur la ligne médiane et du côté droit des battements sourds et lents moins fréquents que ceux de la mère ; néanmoins on n'affirme pas qu'ils appartiennent au fœtus.

Au toucher, on trouve le col effacé, l'orifice utérin dilaté de la grandeur d'une pièce de un franc, les membranes sont rompues, le sommet engagé en O. I. D. P.

Les contractions sont fréquentes et douloureuses ; l'agitation continue.

J'ordonne un lavement contenant 6 grammes de chloral, qui doit être donné en deux fois à deux heures d'intervalle. Les urines contiennent une grande quantité d'albumine.

La température oscille aux environs de 37° sans dépasser jamais 37° 6.

11 h. 45. — Après un lavage vulvaire et vaginal antiseptique, la parturiente est mise dans la position obstétricale. Un ballon de Barnes n° 4 est introduit dans l'orifice utérin, on insuffle la quantité d'air qu'il peut contenir ; le toucher vaginal est pratiqué et l'on trouve que la poche supérieure est bien dans l'utérus, la poche inférieure dans le vagin. Le rétrécissement qui les réunit

correspond à l'orifice utérin ; on place alors le tube en caoutchouc dans le pli inguinal, sans le maintenir en aucune façon.

Le lavement de chloral n'est pas gardé.

Midi et demi. — Le ballon est expulsé, mais on ne sait pas si c'est sous l'influence d'une contraction utérine, ou bien si, par suite des mouvements faits par la femme, le tube ne se sera pas déplacé, et aura ensuite été tiraillé.

La dilatation n'a toujours que le diamètre d'une pièce de 1 fr.

Une heure soir. — M. Mantel, interne du service, introduit un nouveau ballon de calibre moindre, il le porte en arrière et à gauche de la tête, le gonfle et s'assure que le rétrécissement répond bien au niveau de l'orifice. On donne ensuite le deuxième lavement de chloral qui n'est pas gardé.

1 h. 45. — A un nouvel examen je constate : que le ballon est complètement dans le vagin, la dilatation est grande comme une pièce de 5 fr., les contractions sont très rapprochées, l'agitation continuant, un troisième lavement contenant 5 grammes de chloral est porté.très haut à l'aide d'une canule en gomme qui mesure environ 15 centim.; mais comme les deux autres il n'est pas absorbé.

Par suite de l'agitation qui augmente au moment de l'examen, on chloroformise la malade.

3 heures. — Dilatation grande comme la paume de la main, une violente contraction survient, la femme pousse, la tête apparaît à la vulve, elle se dégage rapidement et est suivie de l'expulsion immédiate du tronc.

L'enfant du sexe féminin, né mort, pèse 1,050 gr. et ne présente pas de trace de macération, il a dû succomber pendant le travail.

Pas d'hémorrhagie.

Délivrance naturelle le même jour, à 3 h. et demie.

Le placenta est entier, il pèse 180 gr., les membranes sont incomplètes, l'insertion du cordon est marginale, il existe un repli formé par l'amnios qui relie le cordon à la circonférence du placenta.

23 septembre 1887. — La femme a en partie recouvré sa connaissance : cinq injections vaginales avec de l'eau phéniquée au 1 p. 100° sont faites dans les 24 heures ; elle urine seule, l'albumine a un peu diminué. Température normale.

24 septembre. — Température normale, la femme a recouvré complètement connaissance.

L'albumine a considérablement diminué.

Elle sort le 6 octobre en parfait état de santé.

J'ai tenu à donner tous les détails de l'observation afin de montrer que les moyens employés pour dilater le col n'amènent pas toujours le réveil des accès éclamptiques. — Je crois même d'une façon générale, que cette action, si elle existe, a été singulièrement exagérée. — C'est théoriquement qu'on a conclu de l'irritation du col à l'irritation des centres nerveux, et à la production des accès éclamptiques.

Dans l'observation de M. Olivier, à laquelle il a été fait allusion précédemment, l'appareil élytro-ptérygoïde paraît bien avoir augmenté l'intensité des accès, mais on pourrait objecter que cette intensité est due à l'énergie même des contractions utérines, et non à l'action du dilatateur.

En d'autres termes, l'action aggravante de la dilatation utérine sur les accès éclamptiques, demande, pour être acceptée, de nouvelles preuves, et il ne semble pas que les faits actuellement connus puissent empêcher de se servir de ces différents moyens, qui seront susceptibles de rendre de réels services en hâtant le moment de la délivrance.

Quand la dilatation est complète, l'accouchement peut être activé à l'aide du forceps ou de la version. — La même intervention, pratiquée avant la dilatation suffisante, constitue l'accouchement forcé et sera étudiée ultérieurement.

Les indications du forceps et de la version sont les mêmes ici qu'en dehors de l'éclampsie ; il n'y a, par conséquent, pas lieu d'insister. Toutefois, pour hâter l'accouchement, le forceps pourra être appliqué dès le début de la période d'expulsion ; ce mode d'intervention bien fait ne peut avoir aucun inconvénient, et est susceptible d'influencer heureusement l'éclampsie par le calme et la tranquillité qu'amène la délivrance.

———

XVI

D. — Accouchement forcé

L'accouchement forcé, chaudement préconisé par les accoucheurs du XVII° siècle, Guillemeau, Mauriceau, consiste à franchir avec les doigts et la main l'orifice utérin, alors que la dilatation est insuffisante, et à amener par la version le fœtus contenu dans la cavité utérine.

Plus tard, après l'invention du forceps, on tenta de faire l'application de cet instrument avant la dilatation complète ; cette intervention doit être également considérée comme un accouchement forcé.

On nomme donc accouchement forcé toute extraction manuelle ou instrumentale du fœtus avant la dilatation complète de l'orifice utérin.

Il y a dans ce mode d'intervention deux temps à considérer : en premier lieu, la dilatation de l'orifice utérin ; en second lieu, l'extraction du fœtus.

a. — La dilatation de l'orifice utérin peut être obtenue à l'aide de la main, d'un instrument dilatateur ou du bistouri.

Le procédé digital et manuel est le plus ancien, celui qu'on employait au XVIIᵉ siècle et que la plupart des partisans de l'accouchement forcé ont préféré depuis.

Cette dilatation manuelle peut être relativement lente et douce, comme dans l'observation suivante de Mattei :

Mattei [1], dans un cas d'éclampsie ayant surgi à 7 mois et demi de grossesse a procédé de la façon suivante : La femme n'étant pas en travail et le fœtus se présentant en O I D P, il a introduit dans le col d'abord un, puis deux doigts, et progressivement toute la main. Pendant cette dilatation manuelle, la femme qui avait présenté auparavant de nombreux accès n'a pas eu la moindre convulsion. — Quand la main a pu pénétrer sans difficulté dans la cavité utérine, il a été à la recherche des pieds, et a extrait le fœtus par la version. — L'enfant était vivant, il mourut au bout de 14 heures. Guérison de la mère.

Cette même dilatation peut au contraire, lorsque les circonstances l'exigent, requérir une certaine force pour arriver plus promptement au résultat désiré, comme dans l'observation suivante, que j'ai recueillie

[1] *Gazette des hôpitaux*, 1859, p. 107.

pendant mon internat à la Maternité, dans le service
de M. Tarnier.

ÉCLAMPSIE. — *Dilatation forcée du col pendant le travail.*
— *Enfant macéré.* — *Mort de la femme.*

M..., 21 ans, primipare, entre à la Maternité enceinte
de 8 mois et demi. — Apparition des premières douleurs
de l'accouchement le 2 avril 1883, à 6 heures du matin.

Examen de la femme dans la matinée. — Présentation
du sommet O I G A. On n'entend pas les battements fœtaux
Urine, peu abondante, teinte rouge ponceau, albuminurie intense.

Premier accès dans la soirée du même jour à 4 heures
A ce moment, l'orifice est grand comme une pièce de
2 fr. On commence les inhalations de chloroforme.

Accès successifs à 5 heures, 6 h. et demie, 9 h., minuit 7. Matin : 1 h., 1 h. 25, 1 h. 50, 2 h. 20.

A 2 h. 45, 10e accès qui est d'une intensité excessive.
Au bout de cinq minutes, les convulsions continuant
sans rémission et avec une grande force je me prépare
à faire une saignée. — Je cherche une veine saillante au
bras gauche et facilement accessible, mais inutilement,
à cause de l'infiltration des tissus. — Le bras droit fournit au pli du coude la veine dans les conditions désirées,
et je l'ouvre immédiatement. — Les convulsions, malgré
lesquelles la phlébotomie a été faite, continuent sans
rémission et sont véritablement effrayantes.

Quand il y a 300 gr. de sang dans la palette un phénomène assez particulier se produit. Les convulsions cessent
dans le bras saigné tout en continuant dans le reste du
corps, puis la tête, qui était restée droite, se dévie du
côté gauche. Peu de temps après, les convulsions cessent
également dans le membre inférieur droit, de telle
sorte qu'elles n'existent plus que du côté gauche ; ce sont
des hémiconvulsions gauches.

La dilatation de l'orifice utérin est toujours grande

comme une pièce de 2 fr. Espérant que la déplétion de l'utérus pourrait amener quelque rémission dans cet état si alarmant, j'introduis la main dans le vagin, et dilate le col par l'introduction successive des doigts dans son intérieur. La dilatation est suffisante pour laisser entrer la main dans la cavité utérine. Mme Henry, sage-femme en chef, me remplace à ce moment, introduit la main dans les organes génitaux, saisit les pieds du fœtus, et amène sans difficulté par la version un enfant qui présente tous les signes de la macération. Poids 3,100 gr.

La dilatation manuelle, la version et l'extraction ont duré à peu près un quart d'heure.

L'accouchement a lieu à 4 heures du matin, la malade présentait encore des hémiconvulsions interrompues par des pauses fort courtes. — Cet accès, composé vraisemblablement d'une série d'accès successifs a duré en tout une heure et quart.

A la suite, la malade tombe dans un coma profondl que la mort devait terminer.

Délivrance peu après l'accouchement.

Nouveaux accès à 10 h. du matin, 11 h. et quart et 2 h. 55; mort à 4 h. et quart du soir, le 3 août.

Autopsie. — La chaleur ayant amené la rapide décomposition des tissus, l'examen ne peut être qu'incomplet.

L'utérus ne présente aucune particularité intéressante, sauf au niveau de l'orifice externe, à gauche une déchirure n'arrivant pas tout à fait jusqu'au niveau du cul-de-sac vaginal, et causée soit par la dilatation forcée, soit par 'extraction de l'enfant.

Les reins sont gros, et offrant macroscopiquement tous les caractères de la néphrite épithéliale.

Le foie est volumineux, jaunâtre, mais ne présente pas d'hémorrhagie à sa surface ni dans son intérieur.

La cavité cérébrale n'a pu être ouverte.

Au lieu des doigts et de la main, on s'est servi en certains cas d'un dilatateur métallique. C'est ains que Barret a employé dans ce but le dilatateur rectal de Sims [1].

Lizé [2] a essayé dans le même but une pince figurée par l'auteur dans sa relation ; cette pince se termine par deux branches mousses, s'écartant parallèlement à elles-mêmes à mesure qu'on appuie sur les manches de l'instrument. (Enfant mort. Mère guérie.)

La dilatation obtenue par les ballons de caoutchouc est trop douce et lente pour être considérée comme faisant partie de l'accouchement forcé.

Baudelocque a préconisé, pour faciliter l'ouverture du col, une série d'incisions pratiquées à l'aide d'un bistouri boutonné. — Depaul en usait très, peut-être trop volontiers. — Leniez [3], dans un cas d'éclampsie, a obtenu la dilalation du col suffisante pour appliquer le forceps, à l'aide de ces incisions.— L'enfant était mort. — La mère s'est parfaitement rétablie.

Voici pour la dilatation du col ; j'arrive à l'extraction du fœtus :

b. — L'extraction de l'enfant peut être opérée avec la main, le forceps ou, exceptionnellement, un instrument d'embryotomie.

Quand on fait l'extraction avec la main, la version sera préalablement nécessaire, si l'enfant se présente par l'extrémité céphalique ou par l'épaule. Cette

[1] Saint-Louis, *Courrier médical*, 1886, t. XI, p. 168.
[2] *Annales de Gynécologie*, septembre 1874, p. 205.
[3] *Gazette des hôpitaux*, 1856, p. 527.

extraction pourra présenter des difficultés spéciales, comme dans l'observation suivante de Kroner :

1. Primipare de vingt ans [1]. — A terme. — A la dilatation de 1 mark, et après onze accès, introduction dans l'utérus d'une sonde élastique pour activer le travail. — A la dilatation comme 2 marks on fait l'accouchement forcé par incision de l'orifice utérin. La main pénètre dans l'utérus sans peine. Elle rompt la poche. Extraction d'un enfant de 2,400 gr. en état de mort apparente, bientôt ranimé. Il y avait dans la cavité utérine un deuxième enfant qu'on extrait mort; poids, 1,450 gr. — Premier enfant, mourut dans la nuit suivante. — Guérison de la mère. — Il n'y eut comme résultat fâcheux pour la mère qu'une déchirure du col sans complication consécutive.

L'extraction peut être faite avec le forceps, lorsqu'il y a présentation de l'extrémité céphalique ; en voici un exemple dans l'observation qui suit :

M. Dauby [2], appelé auprès d'une éclamptique gravement malade, au début du travail, fait sans difficulté la dilatation manuelle du col utérin, puis applique le forceps aussitôt que les cuillers peuvent pénétrer. La tête est bien saisie, et après, quelques tractions, on amène au dehors un enfant vivant. — Délivrance facile. — La mère se rétablit progressivement.

En voici un autre exemple, que j'ai récemment traité à l'hôpital de la Charité :

[1] *Breslauer Aertz. Zeitsch.*, 1881, t. III, p. 52.
[2] *Journal d'accouchements de Liège*, 1884, p. 101.

ÉCLAMPSIE PUERPÉRALE. — *Saignée; traitement par la teinture de veratrum viride, le chloral et le chloroforme. — Accouchement forcé. — Mort de l'enfant. — Guérison de la mère.*

Observation recueillie par M. Roux, externe.

Le 20 novembre 1887, à 9 heures du matin, la nommée Marie Gadault est amenée à la Charité. Elle est sans connaissance et a la figure couverte de sang. Reçue en médecine, la malade est examinée et envoyée dans le service d'accouchements (salle Saint-Marie) après cet examen. En effet, la malade, enceinte de près de huit mois, ses dernières règles étant apparues du 10 au 16 mars 1887, est atteinte d'éclampsie, et le sang qui recouvrait sa figure provenait simplement d'une morsure de la langue, faite par les dents, au cours d'un accès.

D'après les renseignements que nous avons pu nous procurer, la malade, âgée de 21 ans, brodeuse, à teint pâle, les cheveux châtains, menstruée irrégulièrement, a eu de la céphalée dès le début de sa grossesse.

Depuis trois jours, il s'y était joint de la céphalalgie sus-orbitaire. Depuis quinze jours, elle avait une soif intense et buvait un litre de lait par jour, mais sans changer autrement son régime. Les mictions étaient fréquentes; l'oppression, la gêne de la respiration, la sensation de brûlure à l'épigastre, apparurent très nettement.

Elle fut prise d'accès le 19, à 11 heures du soir.

Syncope. Vomissements de sang. Une dizaine d'accès avant son entrée à l'hôpital.

Examinée le 20 novembre, à 10 heures du matin, elle est dans le coma.

A l'inspection, on constate un œdème prononcé des jambes et surtout des pieds, œdème apparu seulement le 16 novembre. Le ventre qui présente peu de vergetures est d'une dureté remarquable.

Par la palpation, rendue par suite très difficile, on trouve une présentation du sommet, et une position intermédiaire entre O. I. D. P. et O. I. D. T.

Auscultation. — Les bruits du cœur fœtal sont entendus à droite prés de l'ombilic et un peu au-dessous.

La vulve est celle d'une primipare. La malade a fait, il y a deux ans, un avortement de trois mois environ, n'ayant occasionné, paraît-il, aucun trouble.

Au toucher, on trouve la tête engagée, peu fixe. Le col facilement accessible est complètement effacé et il est ouvert. L'orifice atteint le diamètre d'une pièce de un franc, et présente une particularité importante. Résistant dans sa partie supérieure, il est moins dur dans sa partie inférieure,

Sondée à 10 heures et demie, la malade évacue dix grammes environ d'une urine presque incolore, fort albumineuse.

A ce moment survient un accès. La tête est tournée à droite. L'œil gauche, un peu dévié en haut et en dehors; l'œil droit très légèrement dévié en haut. Les traits sont altérés; il y a de l'écume à la bouche. La langue qui tend à sortir hors des arcades dentaires, est maintenue au moyen d'une compresse. Les membres supérieurs, tout d'abord agités de convulsions à forme tonique, se mettent dans la pronation.

A ce moment commence un clignotement rapide des paupières. Convulsions toniques. Le corps et les membres inférieurs sont portés fortement à droite, les jambes fléchies sur les cuisses, les cuisses sur le bassin. Il y a, à ce moment, 128 pulsations par minute.

11 heures. — On donne un peu de chloroforme et par une saignée, pratiquée au bras droit, on retire 500 grammes de sang. Les pulsations sont après cette saignée de 108 par minute. Au bout d'un quart d'heure, elles atteignent de nouveau 128. Ce chiffre restera invariable pendant toute la journée.

L'accès a duré deux minutes environ. Coma consécutif.

De 11 h. 50 à 12 h. 20 cinq nouvelles attaques.

12 heures et demie. — 6e et 7e accès durant deux minutes chacun et séparés par deux à trois minutes.

1 h. 5. — 8e et 9e accès.

1 h. 20. — 10ᵉ et 11ᵉ accès plus violents.

Comme traitement la teinture de veratrum viride au ¹/₂ (préparée par M. Bruel) a été essayée.

On en a donné 12 gouttes à trois reprises différentes, de midi à une heure (36 gouttes). Le résultat ayant été nul, on soumet la malade au chloroforme à partir du 11ᵉ accès.

Les bruits du cœur fœtal sont toujours entendus.

1 h. 40. — Les accès n'ont plus reparu. On continue le chloroforme.

Etat du col. — Orifice peu dilatable. Dilatation comme une pièce de deux francs. La suture sagittale est parallèle au diamètre oblique droit.

Rupture artificielle des membranes avec le perforateur à bout d'ivoire. Liquide amniotique normal.

L'écoulement de ce liquide n'a pas paru avoir une influence heureuse sur la marche de l'éclampsie.

1 h. 45. — Lavement avec 4 grammes de chloral. Il n'est pas conservé.

Température : 39°,7.

Respiration : 60.

Pulsation : 128.

1 h. 55. — Dilatation lente de l'orifice du col au moyen de la main introduite dans le vagin. Il s'écoule à ce moment une assez grande quantité de liquide amniotique (hydramnios).

2 h. 7. — On cesse la dilatation du col au moyen de la main. Cette dilatation dépasse le diamètre d'une pièce de cinq francs, sans atteindre la largeur de la paume de la main.

2 h. 15. — Respiration plus calme, 36 par minute.

La malade est mise en position obstétricale. Injection avec une solution de sublimé chaude, ¹/₂₀₀₀, faite sur la vulve, le vagin, le col, jusqu'à 2 h. 22.

2 h. 23. — Application du forceps Tarnier. Introduction de la branche gauche.

2 h. 25. — Introduction de la branche droite. Articulation.

Adaptation du tracteur. La dilatation égale presque à ce moment la paume de la main.

Des tractions lentes et modérées sont faites, d'abord, par M. le Dr Auvard, puis continuées par M. Sécheyron interne du service.

L'orifice du col a conservé sa rigidité première et présente la même dilatation, presque la paume de la main.

2 h. 40. — Tractions lentes et un peu obliques vers la cuisse droite de la malade.

2 h. 45. — La tête apparaît à la vulve, l'occiput sous la symphyse.

La lèvre antérieure est fortement tuméfiée.

Les battements du cœur fœtal sont nuls.

2 h. 50. — Le tracteur est enlevé. La durée des tractions a donc été de 25 minutes.

2 h. 52. — On enlève les branches du forceps. et la tête est expulsée, presque au même moment, sous l'influence des contractions utérines et abdominales.

Un circulaire très lâche entoure le cou du fœtus.

Le cordon ne présente plus de battements appréciables.

2 h. 55. — L'accouchement est terminé.

Le fœtus ne donne aucun signe de vie. Pas de battements cardiaques. Du reste, les bruits du cœur fœtal, au début de l'intervention, étaient faibles et ralentis.

Après ligature et section du cordon, la malade est recouchée sur son lit.

On essaye de ranimer le fœtus. Insufflation, au moyen du tube de Chaussier, faite pendant un quart d'heure. Bain sinapisé. — Application de la méthode de Schultze:

Essais infructueux. On ne parvient pas à rétablir les bruits du cœur. On continue pendant quelque temps des frictions à l'alcool sans plus de résultat.

Le fœtus, du sexe masculin, pesait 2,910 grammes et mesurait 49 centimètres.

Pas de particularités autres que la tuméfaction déjà notée.

3 h. 2. — Délivrance. Elle a donc duré 7 minutes. Quelques très légères tractions ont été faites sur le cordon.

Hémorrhagie assez abondante durant trois à quatre minutes.

Massage de l'utérus. Compression de l'aorte une dizaine de minutes.

3 h. 10. — L'utérus est revenu au niveau de l'ombilic. Dureté normale, mais n'existant que par instants assez éloignés.

Injection vaginale chaude.

Quelques légers mouvements toniques. On continue tou·jours le chloroforme.

Pulsations : 128.

Température : 38°8.

Au toucher, on constate une légère déchirure d'un centimètre à droite, sur l'orifice externe du col. Il en est de même à gauche.

Le placenta examiné présente quelques particularités. Insertion presque latérale du cordon.

Sur la face utérine de ce placenta, on trouve une tumeur du volume d'une petite noix attachée au placenta par un pédicule, qui déplié à trois centimètres de longueur. Ce pédicule présente deux gros vaisseaux.

Cette tumeur extrêmement vasculaire n'est autre qu'une hypertrophie simple d'un cotylédon. (Examen histologique fait par M. le Dr Latteux.) (Placenta communiqué à la Société d'obstétrique le 8 décembre 1887.)

3 h. 30. — Nouvelle hémorrhagie, plus légère que la précédente. Même traitement.

Les yeux ont une position identique. Ils regardent en haut et en dehors, tandis qu'à 3 h. 10, l'œil droit était fortement en haut, l'œil gauche toujours immobile dans sa position.

3 h. 45. — Lavement avec 4 grammes de chloral, tout en donnant un peu de chloroforme toutes les fois que la respiration devient stertoreuse.

Notons toutefois qu'à deux reprises, les convulsions toniques et la respiration stertoreuse ont paru diminuer, sans emploi de chloroforme, par le massage de l'utérus.

Disons encore que, sous l'action du chloroforme, la

tête et le tronc de la malade restaient étendus sur le lit, sans se tourner, mais que les membres inférieurs restaient tournés à droite et pendaient presque hors du lit, reprenant cette position aussitôt qu'on l'avait corrigée.

Le chloroforme est continué jusqu'à 5 h. 15, heure où nous quittons la malade. Auparavant, nous l'avons sondée. L'urine est fortement colorée ; il y en a 190 grammes. Cette urine contenait 5 grammes d'albumine par litre.

Dans la soirée deux nouveaux accès. Le premier à 7 h. 30, le deuxième à 10 h. 30. On donne une légère dose de chloroforme.

Température : 39° 4.

Lavement de chloral : 4 gr.

Eau-de-vie allemande : 20 gr.

21 novembre. — 9 heures. — Nous trouvons la malade dans un état relativement satisfaisant. Pas d'accès dans la nuit, et si le coma paraît durer, il n'est pas aussi accentué.

La malade a été sondée le matin.

Température : 37° 2.

L'abaissement de température et l'élimination facile de l'urine permettent de porter un pronostic favorable, malgré la persistance du coma.

Diarrhée par suite du purgatif.

11 heures. — Température : 37°.

Miction artificielle : 770 gr. d'urine.

La malade, placée dans une chambre séparée, chauffée (20 à 24°), est étendue sur son lit, les yeux fermés. La respiration est fréquente, un peu oppressée. On lui fait prendre quelques gorgées de lait.

7 heures soir. — Température : 38°, 6.

Dans la journée, deux injections vaginales avec de l'eau phéniquée au centième ont été faites.

22. — 9 heures. — Température : 38°.

La malade ouvre les yeux ; répond oui et non aux questions qui lui sont posées. Elle ne se souvient de rien de ce qui a trait à sa maladie. Les yeux sont encore un peu hagards. Elle se plaint de mal de gorge. La voix est très faible.

Quantité négligeable d'albumine.

Dans la journée : deux injections vaginales, 2 mictions artificielles.

Régime lacté.

7 heures. — Température : 38°.

23. — 9 heures du matin. — Température : 37°.

Plus d'albumine. La malade sourit, cause sensément, mais difficilement; la voix est « enrouée ». A notre demande, si auparavant elle parlait avec difficulté, elle répond, franchement, qu'elle était loin d'être muette.

Respiration calme, facile.

Elle a uriné seule.

Injections et régime lacté.

Soir. — Température : 37°, 5.

Lochies presque nulles, purulentes.

Pas de tranchées.

Même état de la voix.

Température : 38°.

24, matin. — L'état paraît satisfaisant. La malade accuse cependant une douleur au-dessous du sein droit. Les seins sont peu tendus.

Même traitement.

Soir. — Température : 38°, 6.

25, matin. — Température : 38°.

Courbature générale : dyspnée, toux, point de côté plus intense, pas de frisson.

Crachats épais, jaunâtres, opaques.

Percussion. Léger tympanisme.

Auscultation (Poumon droit) : souffles ; quelques râles sous-crépitants à la base perçus à la fin de l'inspiration.

Pour combattre cette congestion pulmonaire, peut-être d'origine septique : cinq ventouses scarifiées sur le point douloureux.

Vésicatoire dans la journée, laissé quatorze heures.

Teinture de digitale, 12 gouttes.

Soir. — Température : 38°, 6.

26, matin. — Température : 37°, 5.

Etat plutôt amélioré. Pansement du vésicatoire, à l'io-
doforme.

27. — La température revient à 37°. La voix prend un
timbre plus élevé. Les symptômes ont disparu, sauf les
râles.

Régime lacté. Teinture de digitale.

28. — Bouillons et lait.

Soir. — Température : 38°.

2 gr. de sulfate de quinine.

19, matin. — La température reste à 38°, mais la malade sent son appétit revenir. L'albumine n'a pas reparu.

Bouillons. Lait. Teinture de digitale.

Soir. — Température : 38°, 6.

30, matin. — Température : 37°, 4.

La nuit a été fort bonne. La malade ne s'est pas ré-
veillée.

Appétit assez vif. Plus d'oppression. Quelques râles
sous-crépitants sont encore entendus à la base du poumon droit. La voix est presque normale.

On supprime la teinture de digitale.

Soir. — Température : 38°, 4.

1er décembre. — Température : 37° 4.

Plus de râles sous-crépitants.

La température oscille entre 37 et 38°, car il y a toujours un peu d'élévation le soir; mais la tendance à revenir définitivement à 37° est manifeste.

La malade mange de bon appétit et est mise au régime ordinaire.

4. — Température : 37°.

La malade va très bien. Lochies normales. Garde-
robes régulières. Pas d'albumine,

Les injections vaginales sont toujours continuées. 2 par
jour.

8. — Sortie. Guérison.

La malade ne ressent qu'un peu de faiblesse, ce qui
ne peut surprendre à la suite de couches et surtout dans
le cas actuel.

Le poumon est revenu à son état normal.

En résumé, la saignée n'a amené aucune amélioration apparente dans l'évolution de l'éclampsie. Même résultat négatif par l'emploi de la teinture de veratrum viride. Le chloroforme a, au contraire produit une amélioration notable. Les accès se sont espacés sous son influence et la respiration qui était profondément stertoreuse est redevenue normale. L'action du chloroforme a d'ailleurs été aidée par celle du chloral.

La rupture prématurée artificielle de la poche des eaux, quoique ayant donné une assez grande quantité de liquide, n'a pas paru modifier en bien la marche de l'affection.

L'accouchement forcé, fait à l'aide de la main puis du forceps, n'a, en aucune façon, réveillé les accès éclamptiques, et semble avoir eu un heureux résultat sur le dénoûment.

L'enfant, il est vrai, n'a pu être sauvé, mais il est vraisemblable que, si l'accouchement avait été abandonné à lui-même, le résultat aurait été le même.

Examinée avant son départ, la malade présente un utérus normal comme volume.

Le cul-de-sac antérieur est libre et normal.

Le cul-de-sac droit est le siège d'un léger empâtement.

Dans le cul-de-sac postérieur on sent également un peu de résistance.

Le cul-de-sac latéral gauche paraît normal.

Le col présente à ce niveau une légère solution de continuité.

La malade perd un peu de mucus teinté de sang.

En récapitulant les observations qui précèdent, trouvées en parcourant les publications relativement récentes, et en y ajoutant un cas de M. Charles [1], dont le résultat seul m'est connu par le titre (insuc-

---

[1] *Journal des sages-femmes.* Paris, 1882, p. 35.

cès pour la mère et l'enfant), j'arrive à la statistique
suivante :

Mattei. . . .	Mère guérie.
	Enfant vivant.
Auvard[1]. . .	Mère morte.
	Enfant macéré.
Barret. . . .	(Résultat inconnu.)
Lizé.	Mère guérie.
	Enfant mort.
Lenicz. . . .	Mère guérie.
	Enfant mort.
Kroner. . . .	Mère guérie.
	Un enfant vivant.
	Un enfant mort.
Dauby . . .	Mère guérie.
	Enfant vivant.
Charles . . .	Mère morte.
	Enfant mort.
Auvard . . .	Mère guérie.
	Enfant mort.

Ainsi, sur 8 cas, 2 mères mortes, et, en ne comptant
pas l'enfant macéré de mon observation, 5 enfants
morts et 3 vivants (1 grossesse gémellaire).

Ces résultats seraient, en somme, satisfaisants pour
les mères, surtout si on élimine mon premier cas où
l'accouchement forcé a été fait presque *in extremis*
et sans espoir de sauver la malade, on n'aurait qu'une
mort sur sept.

[1] Mon cas est celui qui est compris dans la statistique de
La Maternité.

Mais pas plus qu'aux précédentes statistiques composées par le groupement de faits isolés, je n'accorderai aucune importance à celle-ci.

L'accouchement forcé est presque unanimement rejeté aujourd'hui par les accoucheurs français et aussi par les étrangers. On lui reproche de produire des lésions graves au niveau du col utérin, des déchirures, des ruptures, et souvent de ne pas sauver la vie de l'enfant qui est pour ainsi dire laminé à travers ce col incomplètement dilaté. — On lui objecte encore, quant à ce qui concerne l'éclampsie, de n'amener qu'une amélioration très problématique. Nous avons vu, en effet, que la déplétion utérine n'agit heureusement que dans la moitié des cas. Cet ostracisme est peut-être trop complet, car depuis l'introduction des antiseptiques, on peut oser beaucoup plus qu'on ne le faisait autrefois. — Les cas qui précèdent nous prouvent, chacun séparément, que les résultats de l'accouchement forcé ne sont pas aussi noirs que quelques auteurs se plaisent à le dire.

Il y aurait peut-être lieu de tenter à nouveau la dilatation manuelle en observant les règles d'une antisepsie rigoureuse, et il est possible qu'une série de faits nouveaux modifie l'opinion actuellement régnante.

Mais, jusque à la publication de ces faits, vivant sur l'expérience de nos maîtres, nous devons repousser l'accouchement forcé ou le réserver pour des circonstances exceptionnelles.

XVII

E. — Opération césarienne.

POST MORTEM

Il ne.s'agit ici que de l'opération césarienne pratiquée après la mort, ou de celle qui est faite pendant l'agonie pour sauver l'enfant.

J'ai trouvé dans la littérature médicale trois observations relatives à ce genre d'intervention.

Une de Stumpf[1], il n'est question qu'incidemment de l'opération césarienne faite *pendant l'agonie*, le résultat pour l'enfant n'est pas mentionné.

Une de Molinier[2], pratiquée *post mortem*, l'enfant fut sauvé : c'était une fille qu'on appela Césarine, en souvenir de l'opération qui lui avait sauvé la vie.

Une dernière de Bailly[3]; on ne put avoir qu'un enfant mort.

Il n'y a aucune conclusion à tirer de ces trois observations.

Dans les cas d'éclampsie, de même qu'en toute autre cause de mort, quelque faible que soit l'espoir de sauver la vie de l'enfant, l'accoucheur

[1] *Centralb. f. Gynäk.*, 1886, p. 459.
[2] *Gazette des hôpitaux*, 1871, 322.
[3] *Id.*, 1874, p. 905.

serait coupable de n'y pas songer. On doit cependant savoir que les chances de survie pour l'enfant sont alors bien moins grandes que dans les cas de mort subite de la mère par une cause quelconque.

Mais deux moyens d'extraire le fœtus se trouvent en présence : l'accouchement par les voies naturelles, et l'opération césarienne.

Je n'établirai pas ici de parallèle entre les deux méthodes ; ce serait sortir de mon sujet.

L'accouchement forcé *post mortem* d'après la méthode de Duparcque-Rizzoli, donne de bons résultats quand il y a un début de dilatation et que les tissus sont souples, mais si le col n'est pas effacé et les tissus rigides, l'opération césarienne serait vraisemblablement meilleure.

Pendant l'agonie, il semble toujours préférable de recourir à l'accouchement forcé pour éviter la lourde responsabilité qu'on prend envers la mère en lui faisant subir la section césarienne.

XVIII

Médications variées.

Il est une série de médicaments qu'on a tentés contre l'éclampsie, et sur lesquels on ne possède que des notions trop incomplètes pour se prononcer à leur égard. — J'en ferai une simple énumération.

1° Le veratrum viride est fort employé aux Etats-

Unis d'Amérique ; — on se sert de la teinture saturée ;
Oatman, au dernier congrès de Washington, a conseillé de l'employer à la dose de six à huit gouttes
tous les quarts d'heure jusqu'à cessation des convulsions et de l'agitation.

Les publications américaines sur ce sujet sont
nombreuses, je signalerai celles de Kinne [1], Philipps [2],
Craig [3], Powell [4], J. Brown [5], Fuller [6], Latimer [7],
H. Brown [8], Thayet [9].

Le succès du *veratrum viride* est très grand aux
Etats-Unis, ce médicament n'a pas été essayé en
Europe, et mériterait cependant d'attirer l'attention
des accoucheurs. Je me propose de le donner au
prochain cas d'éclampsie que j'aurai à soigner [10].

2° L'ellébore vert a été employé par J. Brown [11],
chez une primipare de vingt ans, qui eut des accès
d'éclampsie consécutifs à la délivrance. L'adminis

---

[1] *Trans. Michigan M. Soc.*, 15. *Meet. Lansing*, 1880, t. VII,
p. 543.

[2] *North. Car. M. T. Wilmington*, 1880, p. 295.

[3] *Trans. M. Soc. Albany*, 1881, p. 149.

[4] *Medical and surg. reporter. Philadelphia*, 1882, p. 332.

[5] *Obstet. Gaz. Cincinnati*, 1882, p. 346.

[6] *Med. and surg. reporter. Philadelphia*, 1883, 362.

[7] *Maryland med. journal. Balt.*, 1883, 1884, p. 657.

[8] *Obst. Gaz. Cincinnati*, 1884, 343.

[9] *Conada Practitionner Toronto*, 1885, p. 76.

[10] Ce cas vient de se présenter (voir obs. p. 110) ; je n'ai vu
aucune espèce d'amélioration de l'éclampsie sous l'influence de
ce médicament. La teinture dont je me suis servi avait été préparée par M. Bruel, pharmacien à Colombes.

[11] *Obst. Gaz. Cincinnati*, et *Revue médico-chirurgicale des maladies des femmes*, 1882, t. IV, p. 569.

tration simultanée de chloroforme et du bromure de potassium |n'ayant donné aucun résultat, Brown prescrivit quarante gouttes de la teinture d'ellébore vert de Norwood, un peu plus tard soixante gouttes, puis enfin vingt gouttes. La malade n'eut plus d'accès après l'ingestion de l'ellébore, et guérit sans présenter de complications.

3° Green[1] a donné la nitro-glycérine dans un cas d'éclampsie. — Après l'accouchement, comme le coma continuait, faisant suite aux attaques qui précédaient la délivrance, l'auteur administra 8 gouttes d'une solution de nitro-glycérine à $1/_{100}$ dans 30 grammes d'eau, une cuillère à thé toutes les heures ; — huit minutes après la première dose, retour de la connaissance. — On donna alors 5 à 6 doses du médicament. — La malade guérit.

La nitro-glycérine, qui a été conseillée par Brunton et Murrell dans le traitement de l'angine de poitrine, a pour effet de diminuer la tension artérielle, et c'est par cette action qu'elle pourrait influencer heureusement l'éclampsie.

4° Porcher[2] a administré le sulfate d'atropine à hautes doses (je n'ai pu avoir aucun renseignement sur ce cas).

5° Baudon[3], après avoir traité une accouchée à l'aide de chloral a donné ultérieurement l'iodure de calcium pour combattre l'albuminurie et empêcher le retour de l'éclampsie. — Matin et soir la malade

---

[1] *British med. journal*, 1882, t, I, p, 573.

[2] *North. cur. M. J. Wilmington*, 1883, t. XII, p. 267.

[3] *Archives de Tocologie*, 1878, p. 490.

prenait dans un peu d'eau sucrée une cuillerée à soupe d'une solution d'iodure de calcium contenant chacune 0,40 cent. du médicament. La dose d'iodure de calcium fut augmentée jusqu'à 3 grammes sans résultat bien appréciable.

6° Il suffit de mentionner la mélisse, l'armoise, la fleur d'oranger, le castoreum, l'acide benzoïque, le citron, l'acide citrique, le camphre, le sulfate de quinine.

7°.Gouriet[1] dans un cas très grave d'éclampsie, non accompagné d'albuminurie, a employé les fumigations de nitrate de potasse et de datura stramonium. — Ces fumigations ont amené une amélioration passagère de l'éclampsie qui, s'aggravant par la suite, a entraîné la mort de la femme.

8° Booth, Récamier ont conseillé les affusions froides céphaliques.

9° Budin[2] a employé sans succès dans un cas les inhalations de nitrite d'amyle.

10° Smith[3] a préconisé l'emploi du galvanisme.

11° J'ai tenté d'appliquer les courants faradiques à la prophylaxie de l'éclampsie, c'est-à-dire au traitement de l'albuminurie, espérant que, sous l'influence du courant électrique, la sécrétion rénale pourrait être heureusement modifiée.

Voici d'ailleurs le détail du seul cas que j'ai encore traité par ce moyen. — L'épreuve n'est pas encore suffisante pour porter un jugement, mais dans cette

---

[1] *Gazette des hôpitaux*, 1861, p. 167.

[2] *Obstétrique et gynécologie*, 1886, p. 517.

[3] *Traus. med. Soc. California*, 1878, 1879, 242.

observation les résultats obtenus sont peu encourageants.

Albuminurie intense. — PRIMIPARE. — Grossesse. — Essai du traitement par l'électricité appliquée sur la région rénale. — Insuccès. — Accouchement normal sans éclampsie. — Guérison.

La nommée Schweitzer, âgée de 22 ans, Lorraine, brune, et de constitution robuste, entre à la Charité le 11 novembre 1887.

Cette femme a été réglée à 17 ans, la menstruation a d'ailleurs été assez irrégulière depuis ce moment.

Rien de spécial à noter dans ses antécédents. Aucun incident génital antérieur, cette femme en est à sa première grossesse.

Les dernières règles ont paru au commencement de février 1887, le début de la grossesse a été assez bon et a permis à la malade de vaquer à ses occupations ordinaires; lavant du linge elle avait souvent les pieds mouillés.

Au commencement d'octobre, c'est-à-dire vers le début du huitième mois, œdème des membres inférieurs; le gonflement s'est ensuite montré à la main gauche, puis au visage, quelques jours après, survenaient des troubles de la respiration.

Ces différents symptômes pathologiques ont été en s'accentuant jusqu'au moment de l'entrée à l'hôpital. Vers le milieu d'octobre 1887, apparurent en outre des douleurs hypogastriques au moment des mictions.

Etat de la malade au moment de l'entrée à l'hôpital, le 11 novembre.—L'inspection permet de constater un œdème généralisé et très prononcé aux membres inférieurs. La respiration est gênée et à l'auscultation on entend quelques râles humides.

Le ventre présente le volume d'une grossesse arrivée au voisinage du terme.

Au palper on sent la tête en bas, au niveau du détroit

supérieur, le siège au fond de l'utérus, le dos à gauche, « présentation du sommet O. J. G. A. ».

A l'auscultation foyer normal à gauche et au-dessous de l'ombilic.

Au toucher, parties maternelles normales tête peu engagée.

L'urine contient une quantité abondante d'albumine.

A partir de son entrée, on recueille toute l'urine de cette malade et on fait quotidiennement le dosage de l'albumine.

Les urines ont été pesées de 8 heures du matin à la même heure du jour suivant; l'albumine était dosée le soir par le procédé d'Esbach, et la quantité notée le lendemain matin.

La malade a été laissée au régime ordinaire (premier ou deuxième degré de l'hôpital) sans addition de lait, elle était libre de se lever ou de se coucher dans le courant de la journée.

Voici dans ces conditions les résultats fournis par le dosage de l'albumine :

(La température prise matin et soir ayant toujours été normale n'est pas transcrite ici.)

12 novembre 1887 : Pas de garde-robe.
     Albumine, 3 gr. (par litre).
     Urine, 900 gr.

13. — Pas de garde-robe.
     Albumine, 2 gr.
     Urine, 1,400 gr.

14. — Lavement, 2 gardes-robes, épistaxis.
     Albumine, 2 gr. 50.
     Urine, 1,500 gr.

15. — Une garde-robe en diarrhée.
     Albumine, 1 gr. 66.
     Urine, 2,000 gr.

16. — Pas de garde-robe, troubles visuels accentués.
     Demi-cécité.
     Albumine, 2 gr.
     Urine, 2,100 gr.

17. — Pas de garde-robe.
      Albumine, 0 gr. 50.
      Urine 1,700 gr.
18. — Pas de garde-robe.
      Albumine, 0 gr. 50.
      Urine, 2,200 gr.
19. — Une garde-robe.
      Albumine. 1 gr.
      Urine, 2,200 gr.
20. — Une garde-robe.
      Albumine, 1 gr. 40.
      Urine, 2,100 gr.
21. — Pas de garde-robe.
      Albumine, 2 gr. 20.
      Urine, 1,700 gr.

Dans la journée du 21 novembre séance d'électricité de dix minutes faite de la façon suivante :

A l'aide de la petite pile de Gaiffe au sulfate de mercure les deux pôles étant placés aux numéros 1 et 2 (extra-courant) j'électrise la malade en promenant les deux éponges qui terminent les manipulateurs, d'abord le long de la colonne vertébrale. Puis un pôle étant laissé directement en arrière, je place l'autre dans le flanc droit puis dans le gauche ; je termine la séance en écartant légèrement l'éponge postérieure de la ligne médiane et en la plaçant du même côté que l'antérieure.

Le courant d'abord très doux, est augmenté progressivement en tirant le manchon central de la bobine.

La femme supporte cette électrisation sans se plaindre elle n'accuse d'ailleurs qu'une sensation de chatouillement désagréable.

On a fait uriner la malade de suite avant la séance et on recueille également à part les urines de la miction consécutive à l'électrisation.

L'albumine fournie par ces deux urines est dosée séparément et donne :

      Urine avant la séance.
      Albumine, 2 gr.

Urine après la séance.

Albumine, 2 gr.

La quantité d'urine est absolument semblable avant et après la séance.

22. — Quantité totale d'urine, 2,100 gr.

Pas de garde-robe.

Albumine. (Se reporter au dosage de la veille.)

22. — Nouvelle séance d'électricité semblable à celle d'hier mais d'une durée de six minutes seulement.

Urine également recueillie avant et après la séance donne aux deux dosages 2 gr. L'électrisation n'a donc encore amené aucun changement dans l'albuminurie.

23. — Pas de garde-robe.

Urine, 1,400 gr.

Albumine. (Voir dosage de la veille.)

Pas de séance d'électricité.

24. — Une garde-robe.

Urine, 1,600 gr.

Albumine, 1 gr. 80.

Une séance d'électrisation de dix minutes analogue aux précédentes.

L'urine recueillie avant la séance donne 2 gr. 80; celle après, 3 gr. L'électrisation semble donc avoir augmenté un peu la quantité d'albumine.

28. — Pas de garde-robe.

Urine, 1,550 gr.

Albumine. (Voir dosage de la veille.)

Nouvelle et quatrième séance d'électrisation, mais en plaçant les pôles aux nos 2 et 3 de la pile Gaiffe (courant induit sans extra-courant).

L'urine recueillie avant et après la séance donne avant 3 gr. d'albumine, après 3 gr. 20.

L'électrisation semble donc avoir augmenté ici l'albuminurie.

26. — Une garde-robe.

Urine, 1,750 gr.

Albumine. (Voir dosage de la veille.)

Nouvelle séance d'électrisation analogue à celle du 25.

Résultat. — Urine avant la séance, 3 gr. 60.

Urine après la séance, 4 gr.

L'albumine semble donc avoir augmenté encore sous l'influence de l'électricité.

27. — Une garde-robe.

Urine ?

Albumine. (Voir dosage de la veille.)

Nouvelle, sixième et dernière séance d'électricité analogue à celles du 25 et 26.

Résultat. — Avant la séance, 2 gr.

Après la séance, 2 gr. 50.

Encore augmentation de l'albumine sous l'influence de l'électricité.

28. — Pas de garde-robe,

Urine, 1,900 gr.

Albumine. (Voir dosage de la veille.)

Les séances d'électricité sont suspendues.

29. — *Accouchement.*

L'accouchement a lieu le 29 novembre, spontanément en présentation du sommet en O. I. G. A.

Durée totale du travail dix heures et demie.

Délivrance naturelle, au bout d'une petite heure.

Garçon bien portant, pesant 2,425 gr.

La malade n'a pas présenté la moindre menace d'éclampsie pendant toute la durée du travail.

30. — Quantité d'urine, 2,000 gr.

Albumine, 1 gr. 50.

Pas de garde-robe, quelques tranchées.

1er décembre. — Urine, 2 litres.

Pas de dosage d'albumine.

2. — Pas de garde-robe.
    Urine, 2,000 gr.
    Albumine, 50 centigr.

3. — Pas de garde-robe.
    Urine, 1,800 gr.
    Plus d'albumine.

A partir de ce moment, l'albumine recherchée plusieurs fois dans l'urine n'est plus retrouvée; l'albuminurie a donc cessé quatre jours après l'accouchement, sans traitement spécial. Pendant les jours consécutifs des suites de couches, la température reste normale comme elle l'a toujours été. La quantité d'urine oscille entre 1,500 et 2,000 gr.

Première garde-robe, le 6 décembre. La malade nourrit son enfant et part fort bien portante le 13 décembre 1887.

Les séances d'électricité, qui ont été au nombre de six, les trois premières avec l'extra-courant, les trois dernières avec le courant induit sans extra-courant, et dont la durée a été de 6 à 10 minutes, n'a semblé amener aucune amélioration dans l'albuminurie. La quantité d'albumine a été la même avant et après les deux premières séances; elle a été légèrement augmentée après chacune des quatre dernières séances.

La quantité totale d'albumine a d'ailleurs été en progressant au voisinage de l'accouchement, ainsi que c'est l'habitude.

L'électrisation, qui d'ailleurs a été fort bien supportée par la malade, n'a réveillé en aucune façon la contraction utérine ; à la suite d'aucune des séances qui ont été faites, je n'ai noté de douleurs pouvant faire croire à des coliques utérines.

XIX

Petits soins.

Par petits soins on désigne les différentes précautions qu'il convient de prendre pour éviter les accidents qui pourraient résulter de l'accès convulsif même.

Les morsures de la langue sont très fréquentes pendant les convulsions éclamptiques, elles peuvent entraîner des hémorrhagies sérieuses et surtout un gonflement de l'organe susceptible de gêner sérieusement la respiration. On préviendra ces morsures en plaçant transversalement un mouchoir ou une compresse entre les dents; la langue est ainsi refoulée en arrière.

On a vu également la mâchoire se luxer; tout en maintenant la langue, on pourra placer une main sous le menton, qui empêchera les trop grands écarts du maxillaire inférieur.

L'œdème des membres inférieurs et surtout de la vulve est parfois considérable, à tel point qu'il peut gêner l'accouchement. Une compression prolongée dans certains cas, dans d'autres quelques mouchetures faites avec une pointe bien aseptique seront le meilleur traitement à appliquer.

A la suite d'accès très violents, il y a parfois défécation ou miction involontaires, qui ne nécessiteront d'autres soins que le changement de linge.

Dans les cas d'éclampsie exceptionnellement graves, on peut voir à la suite d'un accès la respiration être suspendue pendant un certain temps, et parfois définitivement, la mort en est la conséquence. Il sera bon de tenter alors la respiration artificielle, c'est ainsi que, dans un cas, Millican[1] pense avoir de la sorte sauvé une parturiente. Il s'agit d'une éclampsie chez laquelle il appliqua le forceps pour terminer l'accouchement. Pendant qu'il plaçait l'instrument, survint un violent accès suivi de l'arrêt de la respiration. Immédiatement le forceps est enlevé, et la respiration artificielle rappelle la malade à la vie. Deux heures après, comme l'accouchement ne se terminait pas, nouvelle application de forceps. Nouvel accès terminé comme le précédent, mais pendant ce temps l'auteur avait pu faire l'extraction du fœtus, et immédiatement il procéda de nouveau à la respiration artificielle. La malade se rétablit.

Il doit être superflu de mentionner la surveillance attentive dont l'éclamptique doit être l'objet, et durant les accès et pendant leur intervalle. *Une éclamptique ne doit jamais être laissée seule.*

[1] *The Lancet.* London, 1882, t. II, p. 121.

TROISIÈME PARTIE

—

RÉSUMÉ ET CONCLUSIONS

Après cette analyse de toutes les médications et médicaments opposés à l'éclampsie, il convient de faire la synthèse et d'indiquer au milieu de cette richesse apparente les moyens auxquels on devra de préférence avoir recours.

Nous avons à étudier :

Le traitement préventif;

Le traitement curatif;

Le traitement consécutif.

A. — TRAITEMENT PRÉVENTIF

L'albuminurie est, on le sait, l'avant-garde habituelle de l'éclampsie; il convient donc d'appliquer le traitement prophylactique toutes les fois qu'on trouve de l'albumine dans l'urine.

On comprend combien il est important de surveiller les urines gravidiques à cet égard, et toute la culpabilité d'un médecin qui négligerait cette précaution.

Le traitement préventif par excellence consiste

dans le régime lacté exclusif, qu'on instituera soit
d'emblée, soit progressivement.

Le lait devra être continué, avec quelques inter-
mittences, si cela est nécessaire, tant qu'il y aura de
l'albumine dans l'urine. C'est donc l'albuminurie
même qui est le guide du traitement.

Si le régime lacté ne peut être supporté, ou ne peut
être continué, force sera de l'abandonner, et la thérapeutique deviendra alors incertaine. On tentera
les bains, les diaphorétiques (pilocarpine, étuve),
les purgatifs légers (rhubarbe, eaux naturelles
purgatives), les inhalations d'oxygène (25 à 30 litres
par jour), les diurétiques (teinture de digitale, eau
de Vittel ou de Contrexéville); dans les cas graves,
menaçants, où la pléthore est nette il ne faudrait pas
hésiter à faire une saignée de 300 à 500 grammes.

L'accouchement provoqué sera réservé pour des
cas tout à fait exceptionnels; mais, quelque rare que
doive être cette intervention elle ne peut être complètement bannie du traitement prophylactique de l'é-
clampsie.

B. — TRAITEMENT CURATIF

L'éclampsie est déclarée, comment la combattre?

Je ne parlerai plus des petits soins dont il a été
précédemment question, et que l'accoucheur saura
appliquer suivant les besoins.

On peut grouper les moyens à employer en six catégories, trois d'importance capitale, et trois d'importance secondaire. Autrement dit, il y a un grand
et un petit trépied thérapeutique.

Le grand trépied se compose de l'*anesthésie*, de la *saignée* et de la *déplétion* utérine.

Parmi ces trois moyens maîtres, il en est un qui doit surtout avoir la sympathie du thérapeute, c'est l'*anesthésie*. D'une façon générale, on peut dire que l'anesthésie doit être appliquée à toute éclampsie, à moins que par sa bénignité, elle ne nécessite aucun traitement. Elle sera obtenue à l'aide du chloral et du chloroforme.

On ne devra pas hésiter à donner le chloral à haute dose, 10, 14, 16 grammes en vingt-quatre heures, et autant que possible en lavement.

> Hydrate de chloral. quantité voulue.
> Lait.   .   .   .   . 150 gr.
> Jaune d'œuf .   .   .   n° 1

Le chloroforme sera administré comme complément.

La *saignée* sera employée dans les cas de pléthore, quand les convulsions sont violentes ou lorsque le coma s'accompagne d'accidents asphyxiques ; suivant les cas, on enlèvera 500, 1,000, exceptionnellement une plus grande quantité de sang.

Quant à la *déplétion utérine*, il faudra chercher à l'obtenir aussi promptement que possible, mais sans avoir recours à des moyens violents. — Si le travail n'est pas déclaré, on attendra, à moins d'indication spéciale, que les contractions surviennent spontanément : on ne fait qu'exceptionnellement l'accouchement provoqué. — Si la dilatation est commencée, il faudra éviter l'accouchement forcé, à moins qu'un danger menaçant ne compromette l'existence de la mère ; toutefois, les moyens doux, capables de hâter la dilatation, tels que les sacs de caoutchouc, ou la pénétration douce des doigts et de la main ne seront pas à dédaigner, mais devront être réservés pour des cas relativement assez graves. — Aussitôt que la dilatation est complète, il n'y a pas à hésiter à terminer l'accouchement soit par le forceps, soit par la version. La délivrance sera également activée dans les limites prescrites par la prudence.

A côté du grand trépied thérapeutique se place le petit trépied, qui se compose des *purgatifs, diurétiques* et *sudorifiques*.

Ces trois moyens, dont l'importance est secondaire, par rapport aux précédents, pourront rendre quelques services, et les négliger serait une faute.

Parmi les *purgatifs*, le choix ne manque pas, mais on a plus volontiers recours à l'eau-de-vie allemande employée à la dose de 20 grammes environ.

La digitale est le meilleur *diurétique* à employer, sous forme de teinture par exemple, à la dose de 15 à 20 gouttes. On pourra dans le même but faire ingérer, si l'état de la malade le permet, du lait, de l'eau simple, ou de l'eau minérale diurétique (Contrexéville, Vittel).

Comme *sudorifique*, on tentera les injections sous-cutanées de chlorhydrate de pilocarpine, à la dose d'un demi ou de 1 centigramme. On placera dans le même but la malade dans une pièce bien chauffée, où elle sera comme dans une sorte d'étuve.

Tels sont, rapidement résumés, les moyens qu'on opposera à l'éclampsie ; on voit qu'à côté des trois indications secondaires, constituées par les sudorifiques, diurétiques et purgatifs, il en est trois principales, la déplétion utérine, la saignée et les anesthésiques, et que parmi ces trois principales, la saignée et la déplétion utérine ne seront employées que dans certaines circonstances, et avec discernement, tandis que l'anesthésie devra être opposée à tous les cas un peu sérieux, car elle est la reine du traitement de l'éclampsie.

C. — TRAITEMENT CONSÉCUTIF

Le traitement consécutif se résume en une double indication :

D'une part, combattre les différentes complications qui ont pu succéder à l'éclampsie (morsures de la langue, congestion pulmonaire, etc.) ;

D'autre part, empêcher le retour de la maladie, et, pour cela, combattre l'albuminurie ; nous avons vu au traitement préventif les moyens dont le thérapeute dispose à cet effet.

QUATRIÈME PARTIE

—

MATERNITÉ DE PARIS

1850-1886

OBSERVATIONS. — STATISTIQUES[1]

ORDRE DANS LEQUEL CHACUNE DES OBSERVATIONS SUIVANTES A ÉTÉ PRISE :

Date. — Nom. — Age. — Parité. Terme. Présentation et Position. — Albuminurie. — Histoire de l'éclampsie. — Traitement préventif et curatif. — Résultat pour la mère et l'enfant. — Observations spéciales.

1. 11 mars 1850 : Guillot, 19. — 1pare ; 9 mois ; O. I. G. A ; — Albuminurie, $1/10^e$ du volume. — 1er accès à dilatation complète ; 2e et 3e avant accouchement (application de forceps) ; 4e après accouchement ; 5e après délivrance ; 6e et 10e après. Total : 10. — Traitement curatif : saignée, 500 gr. ; application de forceps. — Mère guérie ; — fille vivante, 3500 gr.

2. 11 juillet 1850 : Molière 25. — 1pare ; 9 mois ; O. I G. A. — Albuminurie assez intense. — 1 accès après délivrance. Total : 1. — Préventif : saignée. — Mère guérie ; garçon vivant, 2,500 gr. — Dilatation lente ; saignée, 350 gr. ; accouchement après 14 heures de travail.

3. 19 juillet 1850. Becquet 31. — 1pare ; 9 mois O. I.

---

[1] Je dois tous les détails de cette statistique à M. le professeur Tarnier, qui a bien voulu me permettre de les puiser dans les registres de son service.

D. P. — Albuminurie intense. — 4 accès. Total: 4. — Préventif : saignée, 400 gr. contre albuminurie ; lavements purgatifs. — Curatif : 2ᵉ saignée, 300 gr. (après 1ᵉʳ accès); forceps. — Mère guérie ; garçon mort, 2250 gr. (vivant pendant le travail).

4. 15 octobre 1850 : Besob, 19 1/2 ; — 1 pare avant terme. — Albuminurie non mentionnée. — 1ᵉʳ à 9ᵉ accès avant effacement complet du col. — Eclampsie pendant le travail ; — Coma incomplet. Total: 9. — Curatif: saignée, 600 gr.; 20 sangsues, apophyses mastoïdes ; lavement purgatif ; potion antispasmodique; calomel et poudre Jalap (mucosités dans pharynx enlevées avec barbe de plume). Linges chauds, sinapismes sur extrémités froides. — Mère morte avant accouchement; Orifice de 8 à 9 lignes ; enfant (?) battements entendus pendant le travail. — Hémorrhagie nasale et buccale après chute ; — épilepsie pendant la jeunesse.

5. 31 janvier 1851 : Héricaud, 21 ; — 1pare ; 8 mois; siège (fesses), S. I. G. A. ; — Albuminurie non mentionnée. — 2 accès après accouchement. Total: 2. — Pendant le travail, céphalalgie, résistance du col. — Pendant travail : saignée au bras; — bain siège : — rupture artificielle des membranes pendant dilatation ; curatif : saignée du bras après 2 accès. — Mère guérie ; enfant né faible ; succombe peu après.

6. 22 mars 1851 : Barbereau, 27. — 1pare ; 9 mois. 1ᵉʳ O. I. G. A. ; 2ᵉ épaule droite 2ᵉ position, version. — Albuminurie. — 1 et 2 accès pendant travail ; 3 immédiatement après expulsion du 1ᵉʳ jumeau. Total : 3. — Préventif : contre albuminurie, saignée de 900 gr. pendant travail. Curatif : application de forceps ; incisions latérales sur l'orifice ; version pour 2 jumeaux. — Mère guérie. 1ᵉʳ Garçon vivant ; paralysie faciale, 2325 gr. ; 2ᵉ garçon vivant ; 1725 gr. — Grossesse gémellaire.

7. 14 juin 1851 : Demesne, 22. — 1pare (?); O. I. G. A.
— Albuminurie non mentionnée. — 1 accès 10 minutes
après l'accouchement. Total : 1. — Préventif : saignée
pour travail lent, avant éclampsie ; bains de siège. —
Mère (?); garçon mort pendant le travail.

8. 1er juillet 1851 : Boilet, 26. — 1pare ; 9 mois ; O. I.
G. A. — Albuminurie, 2/3. — 1er et 2e accès avant accouchement ; 3e et 4e après accouchement. Total : 4. — Préventif :
saignée, 250 gr. contre albuminurie. Curatif : application
forceps, potions antispasmodiques. — Mère guérie ;
garçon, 2450 gr., vivant mais faible, meurt presque immédiatement (faiblesse congénitale).

9. 7 juin 1852 : Stukl, 25. — 1pare ; 9 mois. 1er S. I.
D. P.; 2e épaule droite. A. I. G. — Albuminurie 1/3. —
1er et 4e accès avant accouchement ; 5e après expulsion du
1er jumeau ; 6e après expulsion du 2e jumeau ; 7e et 11e après
accouchement. Total : 11. — Curatif : extraction 1er fœtus ; version pour 2e fœtus, 20 minutes après sortie du 1er.
— Mère guérie ; 1er garçon vivant, 3300 gr.; 2e garçon,
macéré, 1700 gr. — Grossesse gémellaire.

10. 22 juin 1852 : Leroux, 22. — 1pare ; 8 mois ; O. I.
G. A. — Albuminurie non mentionnée. — 1er accès après
accouchement ; expulsion du placenta pendant accès ;
2e pendant la saignée. Total : 2. — Curatif : saignée
après 1er accès. — Mère morte ; érysipèle, septicémie ;
fille vivante, 2400 gr.

11. 25 juin 1852 : Cellier, 20. — pare 2 ; 9 mois ; O. I.
G. A. — Albuminurie considérable, disparue 2 jours après
l'accouchement. — 1 accès quelques minutes après la délivrance. Total : 1. — Préventif : saignée au début travail
pour prodromes d'éclampsie. Curatif : saignée après
accès, potion d'éther. — Mère guérie ; fille vivante,
3250 gr.

12. 21 octobre 1852 : Cabo, 25. — 1mpare 2 ; 9 mois ; O. I. D. P. — Albuminurie non mentionnée. — 1 accès pendant travail ; 2ᵉ 10 minutes après l'accouchement. Total : 2. — Curatif : rupture membranes à dilatation complète ; application du forceps. — Mère guérie ; garçon vivant, 2000 gr.

13. 22 décembre 1852 : Peto, 24. — 1pare ; 9 mois ; O. I. G. A. — Albuminurie non mentionnée. — 1ᵉʳ et 2ᵉ accès pendant travail ; 3ᵉ quelques instants après accouchement. Total : 3. — Curatif : 1° tentatives infructueuses d'application du forceps, par Mᵐᵉ Charrier ; 2ᵉ application de forceps. — Mère morte (28 déc.) ; septicémie ; garçon, insufflé pendant 45 minutes ; ranimé a vécu pendant 2 jours, 3000 gr.

14. 8 janvier 1853 : Desmoulins, 18. — 1 pare ; 7 mois ; O. I. G. A. — Albuminurie, au 1ᵉʳ examen, existence probable, dépôts blanchâtres ; 2ᵉ examen, albuminurie intense. — 1 et 3 accès avant accouchement ; 4 et 20 après forceps. Total : 20. — Préventif : rupture artificielle des membranes. Curatif : 1ʳᵉ saignée de 300 gr. pendant le travail, 2ᵉ saignée de 150 gr., 3ᵉ saignée de 300 gr. ; application de forceps. — Mère morte ; fille vivante, 2200 gr. — Bassin de 9 cent. sans déduction.

15. 4 mars 1853 : Robert, 38. — mpare VII (?) ; O. I. (?). — Albuminurie 1/5. — 1ᵉʳ et 5° accès après l'accouchement spontané. Total : 5. — Curatif : saignée de 450 gr. après 1ᵉʳ accès ; potion d'éther après 3ᵉ accès ; vésicatoire partie supérieure des cuisses. — Mère morte dans coma ; garçon vivant, 2700 gr.

16. 12 mars 1853 : Hudelot, 22. — 1pare ; 5 mois ; O. I. G. A. — Albuminurie (urines complètement albumineuses). — Accès indéterminés avant arrivée ; à l'arrivée, coma ; début travail ; 1ᵉʳ et 2° accès avant l'accouchement ; 3e et 6e après l'accouchement. Total : (?) (six à l'hôpital). — Curatif : saignée, 500 gr. après 2 accès ; saignée après 3 accès ; saignée de 500 gr. après 4 accès ; inhalations d'éther après 5e accès ; sinapismes face interne cuisses ; julep d'éther ; lavement de miel. — Mère guérie ; fille vivante, 1500 gr.

17. 17 mars 1854 : Fleische, 19. — 1pare ; 8 mois 1/2 ; O. I. G. A. — Albuminurie intense. — 1er et 8e accès avant le travail ; 9e et 30e pendant le travail. Total : 30. — Curatif : saignée, 400 gr. pour albuminurie après 1 accès ; saignée, 350 gr. après 8 accès ; application forceps après 11 accès ; lavement avec 50 centigr. calomel après 24 accès ; saignée de 400 gr. après 28 accès. — Mère morte pendant le travail ; fille morte pendant le travail.

18. 24 mai 1854 : Conant, 20. — 1pare ; 9 mois ; O. I. G. A. — Albuminurie 4/5. — 1 accès avant travail ; 2e et 3e avant accouchement ; 4e et 42e après accouchement. Total : 42. — Préventif : saignée, 400 gr. pour albuminurie ; 2e saignée 400 gr.; albuminurie augmente. Curatif : saignée 500 gr. après 3 accès ; application de forceps après 4 accès ; calomel et jalap ; potion antispasmodique ; sinapismes. — Mère morte, pneumonie ; garçon mort, 2800 gr.

19. 6 juin 1854 : Maurin (?). — 1pare ; 9 mois ; O. I. D. P. — Albuminurie non mentionnée. — 1 accès à dilatation de 12 à 15 lignes, coma ; éclampsie continue pendant les suites de couches (renseignements nuls). Total (?). — Curatif : Potion antispasmodique ; saignée 500 gr. après 1 accès ; application de forceps. — Mère morte ; éclampsie ; enfant mort, 3850 gr.

20. 10 août 1854 : Leclaire, 18. — 1pare ; 7 mois ; 1o O. I. G. A.; 2o O. I. G. A. — Albuminurie : 1er examen, rien; 2ᵉ examen, rien. — Accouchement spontané; délivrance avec hémorrhagie assez abondante (2 doses seigle ergoté); 1ᵉ et 8ᵉ accès après délivrance. Total : 8. Pendant jours suivants obnubilation de l'intelligence. — Curatif : saignée, 300 gr. après 2 accès; sangsues 30 à 2 oreilles après 5 accès (influence peu marquée); calomel et jalap; lavement; saignée, 250 gr. malgré cessation des accès; idiotisme; sangsues aux oreilles. — Mère, Salpêtrière (17 août); fille vivante, faible, 1350 gr.; fille, mort apparente, 1850 gr.; ranimée. — Grossesse gémellaire.

21. 18 novembre 1854 : Godon, 18. — 1pare; 9 mois; O. I. D. P. — Albuminurie légère. — 1 accès après accouchement spontané; délivrance après cet accès. Total : 1. — Trait nul. — Mère (?); garçon vivant, 2450 gr.

22. 4 janvier 1855 : Thevenot, 30. — mpare (?); 8 mois; O. I. G. A. — 1° Pas d'albumine; 2° albuminurie; 3° examen 1/5. Accès avant l'arrivée; 1ᵉʳ et 2ᶜ accès (hôpital) avant travail; 3ᵉ et 4ᶜ pendant travail; 5ᵉ et 36ᵉ après accouchement. Total : 36. — Curatif : saignée en ville; (hôpital) saignée, 500 gr. après 1 accès; saignée, 500 gr. après 3 accès; sangsues aux oreilles après 7 accès; sangsues après 11 accès; saignée, 500 gr. après 12 accès; sangsues (20 à chaque oreille) après 15 accès; calomel et jalap, 50 gr. après 20 accès; lavement purgatif après 21 accès; sangsues (24) après 24 accès; calomel et 2 sangsues après 27 accès; sangsues (17) après 32 accès; calomel et jalap; lavement purgatif après 33 accès (sel marin, miel de mercurielle; purgation. — Mère guérie; garçon mort (cause inconnue), 2900 gr.

23. 29 janvier 1855 : Sorès, 19. — 1pare; 9 mois; O. I. G. A. — Urine sanguinolente (examen impossible). — 1 accès pendant douleurs expulsives; accouchement terminé pendant accès; 2ᶜ à 39ᶜ après délivrance. Total : 39.

— Curatif : saignée, 450 gr. après 4 accès ; jalap et calomel après 9 accès ; sangsues (12 à chaque oreille), pas d'influence ; sangsues (10) après 19 accès, calme : sangsues (16) après 39 accès. — Mère guérie, fille vivante, 2800 gr.; mort, cause inconnue.

24. 25 février 1855 : Brousse, 33. — mpare (?) ; 9 mois : O. I. G. A. — Albuminurie non mentionnée. — 1 et 5 accès pendant travail ; coma prolongé ; dilatation assez rapide après le 5e accès ; coma cesse six heures après l'accouchement. Total : 5. — Traitement nul. — Mère (?) ; fille, 3500 gr.

25. 10 avril 1855 : Richard, 19. — 1pare ; 9 mois ; O. I. G. A. — Albumine, 1/4 au moment du 1er accès. — 1er et 2e accès avant début travail ; 3e et 19e pendant travail ; 20e et 36e après accouchement. Total : 36. — Curatif : sinapismes aux mains et avant-bras après 8 accès ; saignée, 300 gr. après 9 accès ; application de forceps après 19 accès ; jalap et calomel après 29 accès ; sangsues (30) après 36 accès ; julep au musc. — Mère guérie ; fille mort-née, 2525 gr.

26. 29 mai 1855 : Lomprès, 18. — 1pare ; 9 mois ; O. I. G. A. — Albuminurie intense. — 1 accès au début du travail ; série d'accès ; accès après la délivrance. Total (?). — Curatif : saignée après 1 accès (pas d'influence) ; sangsues oreilles (20) ; accès s'espacent ; application de forceps ; purgation. — Mère guérie ; garçon mort début travail, 3400 gr.

27. 13 juin 1855 : Husson, 19. — 1pare ; 6 mois 1/2 ; O. I. G. A. — Albuminurie. — 15 accès après accouchement. Total : 15. — Préventif : saignée, 300 gr. (céphalalgie, éblouissement. Curatif : sangsues oreilles (8) après 14 accès ; lavement purgatif. — Mère guérie ; fille vivante, faible, 1600 gr.

28. 27 juin 1855 : Tessier, 23. — 1pare ; 9 mois ; O. I. G. A.
— Albuminurie non mentionnée. — 1 accès avant accouchement ; 2ᵉ après l'accouchement. Total : 2.— Curatif :
application du forceps. — Mère guérie ; fille morte ;
cause (?), 2750 gr.

29. 9 juillet 1855 : Brunet, 36. — mpare VIII ;
9 mois ; O. I. G. A. — 1° Pas d'albumine ; 2° pas d'albumine après 11 accès ; 3° examen, un peu d'albumine. —
1 accès 3 jours après accouchement spontané ; 2ᵉ et 23ᵉ
accès pendant 1ᵉʳ jour de couches. Total : 23. Curatif :
eau de Sedlitz après 2 accès ; sinapismes membres inférieurs, supérieurs et épigastre. — Mère (?) ; fille (?),
3750 gr.

30. 29 avril 1855 : Tellinge, 25. — 1pare ; 9 mois ;
O. I. G. A. — Albuminurie non mentionnée. — 1ᵉʳ et 2ᵉ
avant accouchement. Total : 2. — Curatif : saignée,
200 gr. après 1 accès ; grand bain de 30 minutes ; embryotomie céphalique. — Mère guérie ; garçon mort, 2700 gr.
— Bassin vicié.

31. 18 octobre 1855 : Mamolon, 13 1/2 (sic). — 1pare ;
9 mois ; O. I. G. A. — Albuminurie 1/3 ; intense après
21 accès. — 1 accès le 18 ; 25 jusqu'au 23. Total : 26. —
Préventif : 1 bouteille eau Sedlitz. Curatif : lavement purgatif après 1 accès ; ipéca, 1 gr. 5 ; chloroforme après
2 accès ; sinapismes membres inférieurs après 10 accès ;
forceps à 5 h. 30 ; chloroforme en inhalations continues
après 21 accès ; potion de musc 0 gr. 40 ; sinapismes,
glace sur la tête ; potion camphrée ; purgatif ; frictions
froides sur tout le corps ; café, 125 gr. ; bain après 25 accès ; calomel et jalap après 26 accès. — Mère guérie ;
fille morte pendant le travail, 1250 gr.

32. 20 janvier 1856 : Vanzandt, 10. — 1pare ; 8 mois ;
O. I. D. P. — Albuminurie intense. — Pendant le travail,

18 accès. Total : 18. Battements cardiaques modifiés après 8 accès, ils cessent après le 15e ; coma continu après 9 accès. — Préventif : potion antispasmodique. Curatif : sinapismes aux avant-bras et épigastre après 1 accès ; saignée de 400 gr. après 3 accès ; lavement salé après 4 accès ; forceps après 18 accès ; potion 0,75 de musc. — Mère guérie ; garçon mort pendant le travail, 2500 gr.

33. 10 janvier 1857 : Lamette, 34. — 1pare ; 6 mois 1/2 ; O. I. G. A. — Albuminurie intense. — 14 accès avant l'accouchement (terminé naturellement). Total : 14. — Préventif : purgatif ; chiendent nitré ; lavement de pariétaire. Curatif : chloroforme (7e et 8e accès arrêtés). — Mère morte d'anémie (placenta prœvia) ; garçon mort, 1350 gr. — Placenta prœvia.

34. 6 février 1857 : Chaumeton, 20. — 1pare ; 9 mois ; O. I. G. A. — Albuminurie intense. — Accouchement et délivrance naturels (7 heures de travail) ; 1 accès 2 jours après l'accouchement suivi de 16 autres. Total : 17. — Préventif : purgation. Curatif : chloroforme ; opium, 3 pilules de 0,05 ; calomel (doses fractionnées après 17 accès), vomissements ; lavement purgatif. — Mère guérie ; fille vivante, 2650 gr.

35. 9 mai 1857 : Chaulin. — 1pare ; 8 mois 1/2 ; O. I. G. A. — Albuminurie. — 1er et 9e accès pendant le travail ; 10e et 24e après l'accouchement. Total : 25. Hémorrhagie de la délivrance (2 doses seigle ergoté). Curatif : eau de Sedlitz, calomel, jalap après 4 accès ; lavement purgatif ; chloroforme ; sinapismes à l'épigastre et extrémités ; irrigations chaudes et froides sur le col pour hâter la dilatation (elles semblent amener les accès) ; forceps après 9 accès ; opium à haute dose, 0,15. — Mère morte, septicémie ; enfant né faible, ranimé, 2750 gr.

36. 18 mars 1857 : Bagot, 19. — 1pare ; 7 mois ; O. I. G. A. — Albuminurie 1/10. — 1 accès avant le travail ;

2ᵉ au début du travail; 3ᵉ et 7ᵒ au moment de l'accouchement. Total : 7. Curatif : eau de Sedlitz après 2 accès ;
opium, 2 pilules ; laudanum à l'intérieur ; lavement de
pariétaire ; chloroforme après 5 accès. — Mère guérie ;
garçon vivant, faible, 1700 gr.

37. 4 février 1858 : Adam, 18. — 1pare ; 9 mois ; O. I.
G. A. — Albuminurie. — 1ᵉʳ à 3ᵉ accès pendant travail ;
4ᵉ après accouchement. Total : 4. Délivrance naturelle ;
hémorrhagie avec caillots seigle ergoté. — Curatif : pilules d'opium ; chloroforme après 3 accès ; opium,
2 pilules. — Mère guérie ; garçon vivant, 3600 gr.

38. 6 mai 1858 : Jacques, 18. — 1pare ; 9 mois ; O. I.
G. A. — Albuminurie non mentionnée. — 1 accès à dilatation complète. Total : 1. — Curatif : Chloroforme ;
forceps. — Mère guérie ; fille vivante, 3550 gr.

39. 9 septembre 1858 : Pinaud, 19. — 1pare ; 9 mois ;
O. I. G. P. — Albuminurie intense. — Accouchement
naturel; 1 accès 4 heures après l'accouchement; 2ᵒ et 15ᵒ
après. Total : 16. — Curatif : chloroforme. — Mère guérie ; fille vivante, 2850 gr.

40. 17 avril 1859 : Defougère. — 1pare ; 8 mois ; O. I.
G. A.— Pas d'albumine. — 1ᵉʳ et 2ᵒ accès pendant le travail ; délivrance naturelle. Total : 2. — Curatif : chloroforme continué jusqu'après l'accouchement ; forceps. —
Mère morte, infection purulente ; garçon, mort apparente ; ranimé, mort 8ᵉ jour, 3100 gr.

41. 19 juillet 1859 : Pellet, 19. — 1pare ; 8 mois ; O. I.
G. A. — Albuminurie 1/3.— 1 accès au début du travail ;
accouchement spontané. Total : 1. — Curatif : magnésie
5 gr. — Mère guérie ; fille vivante, 2300 gr.

42. 3 août 1859 : Framlbrand, 27 1/2 mpare ;
9 mois; O. I. G. A. — Albuminurie. — 1ᵉʳ et 3ᵉ accès avant

travail; début travail 7 heures après; accouchement spontané. Total : 3. — Curatif : Chloroforme. — Mère guérie; fille vivante, 3500 gr.

43. 7 octobre 1859 : Aubry, 24. — 1pare; 9 mois; S. I. D. A. — Albumine 1/3. — Accouchement spontané; délivrance naturelle; 1 accès 4 h. 30 après l'accouchement; séries d'accès après lesquels la femme reprend connaissance; nouveaux accès. Total (?). — Curatif : chloroforme en inhalations toutes les 5 minutes; limonade purgative 1 bouteille; chloroforme. — Mère guérie; garçon vivant, 3150 gr.

44. 2 janvier 1860 : Besse, 24. — 1pare; 7 mois. — Albumine 1/8; au 2e examen 4/5. — 1 accès au début du travail; accouchement spontané; délivrance normale. Total : 1. — Curatif : chloroforme en inhalations pendant toute la durée du travail et un peu après l'accouchement; apparition de quelques mouvements convulsifs aux paupières. — Mère guérie; fille, morte érysipèle au 9e jour, 1950 gr.

45. 28 novembre 1859 : Cautet. — 1pare; 9 mois; O. I. G. A. — Albuminurie très intense. — Application du forceps; 1 accès 1 heure après l'accouchement. Total : 1. — Curatif : chloroforme en inhalations; forceps. — Mère morte, maladie de Bright; fille, morte veille de l'accouchement; 2000 gr. — Bassin vicié; étroitesse absolue, 0,095 promonto sous-pubien.

46. 26 février 1860 : Carré. — 1pare; 9 mois; O. I. G. A. — Albumine. — 1 accès au moment de l'expulsion du fœtus; accouchement spontané; délivrance, hémorrhagie, seigle ergoté; 2e accès 3 h. 30 après l'accouchement; accès suivi de convulsions partielles; 3e accès 7 heures après l'accouchement; 7e et 12e accès suivi d'un coma de 6 heures; mort. Total : 12. — Curatif : chloroforme en inhalations; lavement purgatif après 10 accès; sinapismes aux membres inférieurs. — Mère morte, éclampsie puerpérale; enfant vivant. — Les inhalations semblent faire avorter les accès.

47. 24 mai 1860 : Soulier, 22. — 1pare; 9 mois; O. I. G. A. — Albumine. — Accouchement spontané; délivrance naturelle; 1 et 3 accès pendant le travail; 4 et 6 après l'accouchement. Total : 6. — Curatif : chloroforme en inhalations; lavement purgatif (séné et huile de ricin). — Mère morte, septicémie, métrite, péritonite; fille vivante, 2500 gr.

48. 27 mai 1860 : Coquart, 42 ans. — mpare 20; 8 mois ; O. I. G. A. — Albumine. — 1 accès avant tout travail ; accouchement spontané ; 2ᵉ accès 2 heures après l'accouchement. Total : 2. — Curatif : saignée (3 heures après 1 accès faite par un docteur de la ville); sinapismes ; 2ᵉ saignée ; 5 sangsues derrière chaque oreille; chloroforme en inhalations. — Mère guérie; garçon mort. 2100 gr.

49. 19 juin 1860 : Durel, 22. — 1pare; 7 mois; O. I. G. A. — Accouchement spontané ;. délivrance naturelle sans hémorrhagie; 1 accès 1 heure après l'accouchement; 2 et 3. Total : 3.— Traitement nul.— Mère guérie; enfant vivant, 1750 gr.; mort même jour de faiblesse congénitale.

50. 5 novembre 1860 : Barbé. — mpare (?); 9 mois; O. I. G. A. — Albumine 1/3. — Accouchement spontané; 1 accès 5 minutes après l'accouchement; délivrance naturelle. Total : 1. — Préventif : lavement purgatif sirop iodure de fer. Curatif : chloroforme en inhalations. — Mère guérie; garçon vivant.

51. 1ᵉʳ mai 1861 : Gefusier. — 1 pare (?); O. I. D. P., O. I. G. P. — Albuminurie légère. — Accouchement spontané pour le 1ᵉʳ jumeau ; application de forceps pour le 2° jumeau ; 1 accès 5 h. 30 après l'expulsion du 1er enfant. Total : 1. — Curatif : inhalations de chloroforme continuées pendant 11 heures ; application du forceps. — Mère morte, septicémie probable ; 1° garçon : quelques battements au cœur, mort bientôt après la naissance ; 2° garçon faible, ranimé. — Grossesse gémellaire.

52. 20 avril 1861 : Jardin. — 1pare ; 9 mois ; O. I. G. (?). — Albumine. — 1 accès à dilatation, grandeur : pièce de 5 francs ; délivrance sans hémorrhagie. Total : 1. — Curatif : inhalations de chloroforme ; application de forceps. — Mère morte, péritonite ; enfant vivant ; mort le lendemain, cause mal déterminée. — Angle sacro-vertébral accessible 0,103 ; promonto sous-pubien.

53. 5 septembre 1861 : Michel, 21. — 1pare ; 9 mois ; O. I. G. A. — Albuminurie intense. — 1er et 2e accès pendant le travail ; application de forceps ; 3e accès (léger) après l'accouchement ; 4e accès (arrêté sous l'influence du chloroforme). Total : 4. — Curatif : chloroforme en inhalations après 1 accès ; forceps après le 2e accès. — Mère guérie ; fille vivante mais faible, morte, entérite.

54. 26 décembre 1861 : Morel. — 1pare ; 7 mois 1/2 ; O. I. G. A., O. I. G. A. — Albuminurie légère. — Accès en ville (supposés éclamptiques) ; début du travail à l'entrée à l'hôpital ; accès avortés pendant le travail ; coma assez continu ; accouchements spontanés. Total (?). — Curatif : chloroforme en inhalations. — Mère guérie ; 1° garçon mort, faiblesse congénitale, 2000 gr. ; 2° garçon mort, faiblesse congénitale, 1900 gr.

55. 25 décembre 1861 : Lavoix. — mpare 3 ; 9 mois ; O. I. G. A. — Albumine 1/2. — 1er accès pendant le travail ; délivrance avec hémorrhagie faible. Total : 1. — Curatif : chloroforme en inhalations ; application de forceps. — Mère guérie ; enfant vivant.

9.

56. 15 février 1862 : Souriot, 22. — 1pare ; 8 mois 1/2 ; O. I. G. A. — Albumine 1/15. — 1er accès pendant le travail ; accouchement spontané ; délivrance naturelle ; 2e accès 2 h. 30 après l'accouchement. Total : 2. — Curatif : chloroforme en inhalations ; lavement purgatif. — Mère guérie ; garçon vivant, 2500 gr.

57. 21 mars 1862 : Groumès, 36. — 1pare ; 9 mois ; O. I. G. A. — Albuminurie intense. — 1er et 4e accès pendant le travail ; 5e après la délivrance ; 6e, 4 heures après l'accouchement ; 7e le 1er jour des suites de couches. Total : 7. — Curatif : chloroforme en inhalations ; application de forceps. — Mère morte le lendemain de l'accouchement, éclampsie ; fille mort apparente, ranimée.

58. 14 mai 1862 : Pitsch. — 1pare ; 9 mois ; S. I. G. A. — Pas d'albumine. — Accouchement spontané ; 1er et 2e accès 2 heures après l'accouchement. Total : 2. Curatif : chloroforme en inhalations. — Mère morte, péritonite ; enfant mort, convulsions, 2600 gr.

59. 8 juillet 1862 : Chaland, 19. — 1pare ; 7 mois ; O. I. G. A. — Albuminurie intense. — 1er et 3e accès pendant le travail, celui-ci semble avoir débuté avec les accès ; accouchement spontané. Total : 3. — Curatif : chloroforme en inhalations continuées 6 heures après l'accouchement. Traitement ultérieur : 8 sangsues aux apophyses mastoïdes ; céphalalgie et amaurose. — Mère guérie ; fille vivante, faible, 1750 gr.

60. 17 septembre 1862 : Saive, 18. — 1pare ; 8 mois 1/2 ; O. I. G. A. — Albumine 5/10. — Accouchement spontané ; 1 accès (violent) après la délivrance ; 2e accès (incomplet) 3 heures après l'accouchement ; 3e accès (coma temporaire), 6 heures après l'accouchement. Total : 3. — Curatif : chloroforme en inhalations ; après le 3e accès on

ne les cesse plus ; purgatif. — Mère guérie ; fille mort-
née, 2350 gr.

61. 8 avril 1863 : Duparge, 20. — mpare 2 ; 6 mois :
O. I. G. A. — Albumine. — 1 et 7 accès avant l'entrée à
l'hôpital ; 8° accès à l'hôpital ; somnolence ; accouchement spontané ; délivrance naturelle. Total : 8. — Curatif : sangsues mises en ville ; chloroforme en inhalations
dès l'entrée. — Mère morte, coma épileptique (?) ; fille vivante, 1000 gr.

62. 24 juillet 1863 : Laurent. — 1 pare (?) ; O. I. G. A.—
Albumine ; 5 d'albumine sur 7 d'urine. — 1er et 2e accès
pendant le travail ; 3e 1 heure après l'accouchement ; 4e, 5e
et 6°, 1er jour de couches ; 7e, 2° jour de couches : 8e et 9e,
3° jour de couches. Total : 9. Hémorrhagie de l'accouchement (750 gr.) ; délivrance naturelle. — Curatif : chloroforme en inhalations ; application de forceps après le
2e accès ; lavement purgatif après le 6e accès. — Mère
morte, éclampsie ; garçon vivant, 3450 gr. ; mort le 2e jour
avec des symptômes d'asphyxie.

63. 10 août 1863 : Hamon. — 1 pare ; 7 mois ; M. I. D.P.
Albuminurie intense. — 1 accès alors que la tête franchit
la vulve ; coma ; accouchement spontané ; 2e accès 3 heures
après l'accouchement ; 3° accès (avorté) 12 heures après
l'accouchement. Total : 3. — Curatif : chloroforme en
inhalations ; sangsues aux oreilles ; large vésicatoire
entre les épaules. — Mère morte 3° jour, congestion
cérébrale ; fille, mort apparente, ranimée : morte au
5° jour sans avoir tété.

64. 9 novembre 1863 : Villers, 19 1/2. — 1 pare ;
9 mois ; O. I. G. A. — Albuminurie non mentionnée. —
1 accès. Total : 1. — Curatif : application de forceps ;
craniotomie, céphalotripsie ; chloroforme en inhalations.
— Mère morte, infection purulente ; garçon mort,

2770 gr. — Bassin rétréci ; diamètre promonto sous-pubien, 0,10

65. 18 novembre 1863 : Lemoine, 20.— 1pare ; 8 mois ; O. I. G. A. — Albumine 2/8. — 1 accès 1 heure après l'accouchement ; 2ᵉ accès 3 heures après l'accouchement ; 3ᵉ accès le 1ᵉʳ jour de suites de couches ; 4ᵒ accès le 6ᵉ jour. Total : 4.— Préventif : lavement salé ; sinapismes. Curatif : chloroforme en inhalations ; saignée de 300 gr. ; au 2ᵉ jour : sangsues 12 ; lavement purgatif. — Mère guérie ; garçon vivant, 2120 gr.

66. 2 janvier 1864 : Mollet, 26. — mpare (?) ; 8 mois ; O. I. D. P.— Albumine 9/10. — 1ᵉʳ et 3ᵉ accès pendant le travail ; accouchement spontané ; 4ᵒ accès peu après la délivrance ; 5ᵉ et 6ᵉ accès 3 heures après l'accouchement ; 7ᵉ et 20ᵉ accès le 1ᵉʳ jour de couches. Total : 20. — Curatif : chloroforme en inhalations ; rupture artificielle des membranes ; 24 ventouses sèches à la face externe des cuisses ; lavement purgatif après le 14ᵒ accès ; calomel, 0,05 ; 12 ventouses à la nuque.— Mère morte, éclampsie ; fille vivante, 2310 gr.

67. 18 février 1864 : Schmit : 20. — 1pare ; 7 mois ; S. I. D. P. ; S. I. D. P. — Albuminurie intense ; 1ᵉʳ et 3ᵉ accès pendant le travail ; accouchement spontané ; 4ᵒ et 5ᵒ accès 3 heures après l'accouchement ; coma. Total : 5. Curatif : chloroforme en inhalations ; 16 sangsues aux oreilles ; sinapismes ; purgatif ; lavement purgatif. — Mère morte dans le coma, éclampsie ; 1ᵒ fille, 1820 gr., morte au bout de 36 heures ; 2ᵒ fille, 1510 gr., morte au bout de 8 heures. — Grossesse gémellaire.

68. 26 février 1864 : Pommeraye, 24. — mpare 2 (?) ; O. I. G. A. — Albumine 1/10 ; ictère au 6ᵉ jour, disparu au bout de quelques jours. — Accouchement spontané ; délivrance naturelle ; 1ᵉʳ et 5ᵒ accès le lendemain de l'accouchement ; 6° accès le 2° jour de suites de couches. Total : 6. — Curatif : chloroforme en inhalations ; 20 ventouses sèches à la face interne cuisses ; 8 sangsues aux oreilles après 2 accès. — Mère guérie ; garçon vivant, 2750 gr.

69. 27 mai 1864 : Cyphère, 18. — 1pare ; 9 mois ; O. I. D. P. — Albuminurie intense. — Accouchement normal ; délivrance naturelle ; 1 accès 2 heures après l'accouchement ; 2° et 5° accès (avortés) sous influence chloroforme, coma pendant tout ce temps ; 6° et 10° accès 13 heures après l'accouchement. Total : 10. — Curatif : inhalations de chloroforme toutes les demi-heures ; lavement laxatif ; 20 ventouses sèches aux cuisses après le 9° accès. —Mère morte, éclampsie ; enfant mort, 2870 gr.

70. 30 octobre 1865 : Tinchamp, 16. —1pare ; 8 mois ; O. I. D. P. — Albumine. — Accès avant l'entrée à l'hôpital ; insensibilité pendant le travail ; pseudo-accès alors que la dilatation égale 0,04 ; accouchement spontané ; délivrance naturelle ; 1 accès 3 heures après l'accouchement. Total (?). — Curatif : chloroforme en inhalations ; lavement purgatif ; rupture artificielle des membranes. — Mère morte, infection purulente au 11° jour ; fille vivante, 2030 gr.

71. 12 février 1866 : Verrier, 19. — 1pare ; 9 mois ; O. I. D. P. — Albumine, 8 sur 9 ; teinte ictérique après les accès (à son maximum le matin du décès). —Accouchement normal ; délivrance naturelle ; 1 accès 1 heure après l'accouchement ; 2° et 9° accès le 1er jour de couches. Total : 9. — Curatif : lavement salé ; chloroforme en inhalations. — Mère morte au 2° jour ; éclampsie ; fille vivante, 2600 gr.

72. 20 mars 1866 : Gebrat, 18. — 1pare ; 8 mois ; O. I. D. P.— Albumine 7/10 ; teinte ictérique pendant les suites

de couches. — Accès avant l'entrée à l'hôpital; début de
travail à l'arrivée; délivrance naturelle. Total : (?). —
Curatif : lavement purgatif; chloroforme en inhalations;
application de forceps. — Mère morte, septicémie probable; garçon mort, 2800 gr.

73. 4 juin 1866 : Passart, 23. — 1pare; 9 mois; O. I.
G. A. — Pas d'albumine; au 2e examen 1/6. — Rupture
prématurée des membranes 1 jour avant travail; 1er et 5e
accès pendant le travail ; 6e accès après l'application de
forceps ; 7e accès quelque temps après l'accouchement.
Total : 7. — Curatif : chloroforme en inhalations après
3 accès; application de forceps après 5 accès; 16 sangsues aux oreilles après 7 accès. — Mère guérie; fille vivante, 3090 gr.

74. 31 juillet 1866 : Reichembach, 23. — 1pare;
9 mois; O. I. G. A. — Albuminurie très intense. — 1er et
3e accès au début de travail; rupture prématurée et artificielle des membranes; 4e accès à la dilatation complète;
hémorrhagie de la délivrance (seigle, massage); 5e accès
après la délivrance. Total : 5. — Curatif : rupture artificielle poche des eaux; chloroforme en inhalations;
application de forceps; lavement salé; assa fœtida 4 gr.;
sinapismes. — Mère guérie ; fille vivante, 3090 gr.

75. 6 septembre 1867 : Blaise, 19. — 1pare ; 8 mois ;
O. I. D. P. — Albumine 5/8. — 1 accès avant le début du
travail; 2e et 3e pendant le travail; accouchement normal;
délivrance naturelle; 4e accès après la délivrance. Total : 4.
— Préventif : grand bain de 30 minutes. Curatif : chloroforme en inhalations après 3 accès; lavement purgatif; saignée de 500 gr. — Mère guérie; garçon mort,
2420 gr.

76. 23 juin 1868 : Guédon. — (?); 9 mois ; O. I. D. P.
— Albuminurie intense. — Accès et travail débutés en

ville; 1 accès à l'arrivée; 2e accès pendant l'extraction de la tête; mort de la femme à ce moment. Total : 8 ou 10. — Curatif : application de forceps infructueuse (prof. Tarnier); version (succès).— Mère morte pendant un accès; garçon, mort pendant l'intervention; 3000 gr.

77. 26 août 1868 : Charrière, 19 1/2.— 1pare ; 8 mois 1/2; O. I. G. A. — Albumine, présence douteuse au 1er examen; au 2e un peu d'albumine.— 1er et 3e accès pendant le travail ; 4e accès après l'application du forceps; délivrance naturelle; 5e accès 2 heures après l'accouchement. Total : 5. — Préventif : pilules de tannin. Curatif : application de forceps après 3 accès ; jalap, calomel, lavement salé après 5 accès. — Mère guérie; garçon, mort apparente, ranimé ; 3450 gr. ; mort 7 heures après naissance, cause inconnue.

78. 25 octobre 1868 : Daguin, 19 1/2. — 1pare; 9 mois; O. I. G. A. — Albumine, absence à différents examens. — 1er et 12e accès pendant le travail ; accouchement spontané; délivrance naturelle. Total : 12. — Curatif : saignée, 300 gr.; jalap, calomel, lavement purgatif après 5 accès; saignée de 500 gr.; ligature de la cuisse après 8 accès ; potion de bromure. — Mère morte, dégénérescence amyloïde des reins ; garçon vivant, 3030 gr.

79. 23 avril 1869 : Schmitz (?). — 1pare ; 6 mois; O. I. G. A. — Albuminurie intense.— Accès avant l'entrée à l'hôpital ; coma ; 1 accès à l'entrée à l'hôpital, pendant le travail; accouchement spontané; 2e et 5e accès 2 heures après l'accouchement ; état comateux, 24 et 30 avril; mort. Total : 5 (?). — Curatif : saignée de 500 gr.; lavement purgatif. — Mère morte; éclampsie; enfant macéré, 1100 gr. — Hydramnios.

80. 1er mai 1869 : Berthod, 20. — 1pare; 9 mois ; O. I. D. P. — Albuminurie intense.— Application de forceps ; délivrance naturelle ; 1 accès 3 heures après l'accouchement. Total : 1. — Traitement nul. — Mère guérie ; garçon vivant, 3115 gr.

81. 18 août 1869 : Suchet. — 1pare ; 9 mois ; O. I. G. A. — (?) — Accouchement spontané ; troubles de la vue ; 1er et 2e accès 4 heures après l'accouchement. Total : 2. — Préventif : saignée de 400 gr.; potion de bromure de potassium, 4 gr. — Mère morte, métro-péritonite ; garçon vivant, 3220 gr.

82. 24 février 1870 : Petit (fe V.), 25. — 1pare; 9 mois ; O. I. D. P. — Albuminurie légère. — 1 accès pendant le travail ; délivrance artificielle. Total : 1. — Curatif : application de forceps après 1 accès. — Mère (?); fille morte pendant le travail, 3235 gr. — Bassin vicié par rachitisme; 0,10 promonto sous-pubien.

83. 30 avril 1870 : Simon, 20. — 1pare; 9 mois; O. I. G. A. — Alb. (?) — 1 accès au moment de l'application de forceps ; délivrance naturelle ; 2e et 4e accès après la délivrance. Total : 4. — Curatif : application de forceps ; saignée de 500 gr. après l'accouchement ; chloral, 2 gr. en potion ; sinapismes Rigollot. — Mère guérie; fille vivante, 3490 gr.

84. 26 septembre 1870 : Marsant, 16. — 1pare ; 7 mois ; O. I. G. A. — Albumine. — 7 accès avant l'entrée à l'hôpital ; 8e et 16e à l'hôpital pendant travail. Total : 16. — Curatif : rupture prématurée artificielle de poche des eaux ; saignée de 500 gr.; jalap et calomel, 0,60 ; lavements salés, 4 ; forceps sur la tête à l'orifice vulvaire. — Mère morte ; cause (?) ; fille mort-née, 1380 gr.

85. 28 août 1870 : Laperville, 19 1/2. — 1pare ; 9 mois ; O. I. G. A. — Albumine. — Accouchement spontané ; délivrance naturelle ; 1 accès immédiatement après la délivrance ; 2e accès pendant la saignée ; 3e et 20e accès

dans l'espace de 12 heures. Total : 22. — Curatif : jalap
et calomel 0,60 après 1er accès ; lavements salés, 5 ; saignée de 500 gr. — Mère morte, cause inconnue ; garçon
vivant, 3300 gr.

86. 7 février 1871 : Ternaud. 22. — 1pare, 8 mois 1/2 :
O. I. G. A. — Albuminurie. — 1er accès avant le travail ; 8e
et 26e pendant le travail ; 27e et 34e après l'accouchement.
Total : 34. — Curatif : Calomel ; lavements salés, 3 ; saignée de 350 gr.; sangsues ; bromure de potassium, 4 gr.
en potion ; application de forceps.— Mère morte, cause (?);
enfant, mort apparente, non ranimé.

87. 7 mars 1871 : Tasel, 22.— 1pare ; 9 mois ; O. I. G. A.
— Albumine. —4 accès pendant le travail ; 5e et 11e accès
après l'accouchement ; coma profond entre chaque accès ;
plusieurs accès en médecine. Total (?). — Curatif :
application de forceps , chloral, 2 gr. potion gommeuse ;
lavements salés 3. — Mère guérie ; fille vivante, 3100 gr.

88. 13 mars 1871 : Touzé, 18. — 1pare ; 9 mois ; O. I.
G. A.—Albumine. — 1 à 30e accès pendant le travail (très
rapprochés); 31e avant la délivrance (naturelle); 32e après
la délivrance. Total : 32. — Curatif : saignée de 500 gr.
(sans influence); lavement salé ; jalap et calomel (insuccès); saignée de 300 gr. (accès s'éloignent); application
de forceps. — Mère (?); garçon vivant, 2500 gr.

89. 12 juillet 1871 : Alezier, 22. — 1pare ; 8 mois 1/2 ;
O. I. D. P. — Albuminurie intense. — 1 accès à dilatation
complète ; 2e et 3e au moment où la tête franchit la vulve :
délivrance naturelle ; 4e et 7e après la délivrance ; 8e pendant les suites de couches. Total : 8. — Préventif : purgatif renouvelé tous les 4 ou 5 jours. Curatif : forceps après
le 2e accès. — Mère guérie ; fille vivante, 2870 gr.

90. 9 janvier 1871 : Lagoutte, 36. — mpare 4e ;
8 mois ; O. I. D. A. — Accouchement spontané ; plusieurs

accès pendant le travail. Total (?). — Trait. (?) — Mère guérie; fille vivante, 2100 gr.

91. 21 janvier 1871 : Lair, 23. — 1pare : 8 mois 1/2; O. I. G. A.—Accouchement spontané ; 1 accès immédiatement après l'accouchement ; délivrance naturelle. Total : 1. — Trait. (?)— Mère (?) ; garçon vivant; mort : cause (?)

92. 23 avril 1871 : Mathaleef, 21. — 1pare ; 9 mois ; O. I. G. A. — Alb. (?) — Pendant le travail plusieurs accès ; accouchement naturel; accès après accouchement ; délivrance naturelle. Total (?). — Trait (?). — Mère guérie ; fille vivante, 3100 gr.

93. 29 avril 1871 : Allé, 22. — 1pare ; 8 mois 1/2 ; O. I. G. A. — Albumine. — 5 accès avant l'entrée; coma léger à l'arrivée;début du travail; 6° et 21° avant l'accouchement; délivrance naturelle; 22° et 27° après l'accouchement. Total : 27. — Curatif : jalap et calomel ; saignée de 500 gr.; saignée de 200 gr.; application de forceps ; sangsues, 10 après la délivrance. — Mère morte, éclampsie; garçon mort pendant le travail; 2900 gr.

94. 25 décembre 1871 : Michel, 18. — 1pare(?) ; O. I. G. A. — Albumine pas; après 3 accès, albumine. — 1ᵉʳ à 4° accès. Total : 4. — Curatif: lavements salés, 2; saignée de 500 gr. après 3 accès; application de forceps. — Mère (?); fille vivante, 2100 gr.

95. 2 avril 1872 : Merlet, 21. — 1pare ; 8 mois 1/2 ; (?). — Albumine intense. — 1ᵉʳ à 25°accès pendant le travail et malgré le traitement. Total : 25. — Curatif : saignée de 120 gr.; saignée de 500 gr.; jalap et calomel, 0,60 en 10 paquets (1 par heure); potion avec 2 gr. de chloral; application de forceps. — Mère (?); enfant mort-né, 2320 gr.

96. 11 avril 1872 : Pougeaud, 33. — mpare ; 9 mois ; O. I. G. A. — Albuminurie intense. — 1 accès à la dilatation complète ; délivrance naturelle ; série d'accès après la délivrance. Total (?). — Curatif : application de forceps ; saignée de 500 gr. ; saignée de 400 gr. (après laquelle il n'y eut plus qu'un accès). — Mère guérie ; fille morte à la fin du travail ; 3700 gr. — Tumeur congénitale à la fesse augmentant de volume à chaque grossesse ; diarrhée tenace.

97. 21 avril 1872 : Forget, 22. — 1pare ; 9 mois ; O. I. G. A. — 1 accès pendant l'application de forceps ; délivrance ; 2e et 4e de 15 en 15 minutes. Total : 4. — Curatif : application de forceps. — Mère guérie ; fille vivante, 3000 gr.

98. 12 septembre 1872 : Robert, 22. — 1pare ; 8 mois 1/2 ; O. I. D. P. — Albumine. — 1er à 10e accès pendant le travail ; délivrance avec inertie utérine simple ; 11e à 19e accès après. Total : 19. — Curatif : lavement purgatif ; saignée de 500 gr. après 10 accès ; lavement purgatif ; chloral, 2 gr. en potion ; sangsues, apophyses mastoïdes ; lavement de chloral. — Mère guérie ; garçon, mort apparente, ranimé ; mort quelques jours après la naissance, cause (?)

99. 7 octobre 1872 : Bouru, 26. — 1pare ; 9 mois ; O. I. G. A. — Albumine. — 1er à 5e accès pendant le travail ; 6e et 7e après la délivrance. Total : 7. — Curatif : lavement purgatif après 3 accès ; chloroforme en inhalations pour le forceps ; application de forceps ; chloral, 2 gr. en potion ; saignée de 300 gr. — Mère guérie ; garçon vivant, 3800 gr.

100. 13 novembre 1872 : Delautre, 16. — 1pare ; 9 mois ; O. I. G. A. — Accouchement spontané ; délivrance naturelle ; 1 accès 13 heures après l'accouchement. Total : 1. — Curatif : sangsues apophyses mastoïdes, 12. — Mère guérie ; garçon vivant, 2780 gr.

101. 5 novembre 1872 : Vast : 22. — 1pare ; 9 mois ; O. I. G. A. — Albuminurie. — 1 accès pendant le travail ; 2e accès pendant l'extraction ; série d'accès après l'accouchement. Total (?). — Curatif : application de forceps ; saignée de 500 gr. après l'accouchement ; lavement salé ; jalap et calomel. — Mère guérie ; fille vivante, 3150 gr.

102. 6 novembre 1873 : Varambara, 17.—1pare ; Terme (?) ; O. I. G. A.— Albumine.— Accouchement spontané ; 1 accès 10 minutes après l'accouchement ; délivrance naturelle ; 2e et 21e après ; coma entre les accès. Total : 21. — Curatif : lavement salé ; chloral en potion, 2 gr. — Mère guérie ; garçon vivant, 2750 gr.

103. 13 janvier 1874 : Grenier, 21. — 1pare ; 9 mois ; O. I. G. A. — Pas d'albumine. — Accouchement spontané ; délivrance naturelle ; simple mention d'éclampsie sans histoire. — Traitement (?). — Mère guérie ; garçon vivant, 3550 gr.

104. 16 février 1874 : Syries, 20. — 1pare ; 8 mois 1/2 ; O. I. G. A. — Albumine 3/4. — Accès avant l'entrée à l'hôpital ; 1 accès au début du travail ; série d'accès ; coma profond ; accouchement spontané ; délivrance naturelle ; série d'accès. Total (?). — Curatif : lavement salé ; potion antispasmodique ; saignée de 500 gr. suivie de cessation des accès jusqu'à l'accouchement. — Mère morte, éclampsie ; fille vivante, 2900 gr.

105. 23 avril 1874 : Baucher, 38.— mpare ; 8 mois ; Présent. (?). — Albumine. — 20 accès avant l'arrivée ; coma ; séries d'accès ; respiration stertoreuse. Total (?). — Curatif : lavement salé ; chloral, 2 gr. en potion ; saignée de 500 gr. ; lavement salé ; saignée de 100 gr. — Mère morte avant d'accoucher ; dilatation : grandeur pièce de 2 fr.; enfant mort.

106. 30 avril 1874 : Masson, 27. — 1pare ; 9 mois ; O. I. G. A. — Albumine. — 1 accès au moment de l'intervention et mort de la femme. Total : 1. — Préventif : application de forceps. — Mère morte, pas d'autre cause notée que l'éclampsie ; fille morte, 4000 gr.

107. 9 mai 1874 : Desforges, 20. — 1pare ; 9 mois ; O. I. G. A. — Albumine. — 1 accès avec début du travail; accès de 30 en 30 minutes; délivrance naturelle. Total (?). — Curatif : chloral ; application de forceps. — Mère guérie ; garçon vivant, 2600 gr.

108. 19 mai 1874 : Leclerc.— 1pare ; 6 mois; O.I.G.A. — Beaucoup d'albumine. — Délivrance naturelle ; 1 accès 2 heures après l'accouchement; 2e et 4e. Total : 4.— Curatif : chloral en potion. — Mère guérie ; garçon mort, 830 gr.

109. 28 octobre 1874 : Salalain, 19. — 1pare ; 9 mois ; O. I. G. A. — Albuminurie. — Séries de 27 accès ; délivrance naturelle. Total : 27. — Curatif : saignée de 500 gr. après 4 accès ; lavement purgatif après 7 accès ; chloral en potion après 17 accès ; application de forceps. — Mère morte ; garçon mort-né, 2550 gr.

110. 14 janvier 1875 : Froger, 19. — 1pare ; 8 mois; O.I. G. A.— Albuminurie assez marquée. — 1 à 18 accès pendant le travail ; délivrance naturelle. Total : 18.— Curatif : saignée de 300 gr. dès le début des accès ; application de forceps; chloral en potion et en lavement; injections hypodermiques : hydrate de chloral, 3 gr.; eau, 30 gr. — Mère guérie ; garçon vivant, 2400 gr.

111. 19 mai 1875 : Maurepint, 26. — 1pare ; 8 mois; O. I. G. A. — Pas d'albumine au début; albuminurie no-

table par 2ᶜ examens. — 1 accès à la dilatation, grandeur
pièce de 5 francs; 2 avant l'accouchement. Total : 2. —
Curatif : saignée de 400 gr. (amélioration); forceps avec
cbloroforme. — Mère guérie ; garçon vivant, 2800 gr. —
Luxation coxo-fémorale gauche.

112. 28 juin 1875 : Potagar, 24. — mpare 2 ; 8 mois ;
O. I. G. A. — Urines non examinées. — Accouchement
spontané ; délivrance naturelle ; 1 accès 2 heures après
l'accouchement. Total : 1. — Curatif : chloral. — Mère
guérie ; fille vivante, 2820 gr.

113. 30 décembre 1875 : Single, 17. — 1pare ; 9 mois ;
O. I. G. A. — Albuminurie. — Accouchement spontané ;
délivrance naturelle ; 1 accès 12 heures après l'accouchement; coma profond. Total : 1. — Pas de traitement. —
Mère guérie ; garçon vivant, 2980 gr.

114. 11 janvier 1876 : Paris, 24. — 1pare ; Terme (?);
O. I. G. A. — Accès en ville; pas de travail à l'arrivée ;
45 accès en 8 heures ; coma profond; accouchement spontané ; délivrance naturelle. — Total (?). — Curatif :
lavement purgatif; saignée de 500 gr.; chloral en potion
et en lavement (12 gr. d'absorbés environ). — Mère
guérie ; garçon vivant, 1050 gr.; mort au bout de 17 heures (?)

115. 4 mai 1876 : Guillemain, 22. — 1pare ; 8 mois ;
O. I. G. A. — Albuminurie intense. — 1 accès en ville
avec le début du travail ; 2ᶜ et 4° à l'hôpital. Total : 4. —
Curatif : chloral en potion et en lavement (6 gr.). —
Mère guérie ; fille vivante, 2000 gr.

116. 13 avril 1876 : Boulet, 30. — Parité (?); 9 mois ;
Présent. (?). — Albuminurie. — 1ᵉʳ et 3° accès en ville ;
bruits du cœur cessent la veille du début du travail ;
accouchement spontané. Total (?). — Préventif : régime

acté. Curatif : régime lacté ; hydrate de chloral en potion et lavement (6 gr.) ; le chloral est continué pendant plusieurs jours. — Mère guérie ; fille macérée, 1700 gr.

117. 19 juillet 1876 : Leblanc, 26. — 1pare ; 9 mois ; O. I. G. A. — Albuminurie intense. — 1 accès 4 heures après le début du travail ; 2e et 3e très intense après la rupture des membranes ; 4e à l'arrivée à l'hôpital ; 5e après l'application de forceps ; 6e et 12e après la délivrance. Total : 12. — Curatif : rupture artificielle des membranes à la dilatation complète ; application de forceps ; chloral, 2 gr.— Mère morte quelques jours après l'accouchement ; cause inconnue ; fille vivante, 3650 gr.

118. 30 juillet 1876 : Flamant : 24. — 1pare ; 9 mois ; O. I. G. A. — Albumine 3/4. — 1er et 7e accès pendant le travail ; accouchement spontané. Total : 7. — Curatif : chloral, potion et lavement, 4 gr. ; saignée, 300 gr. — Mère guérie ; fille, mort apparente, ranimée, 2900 gr.

119. 19 août 1876 : Barillet, 25. — mpare 2 ; 9 mois ; O. I. G. A. — Albuminurie légère. — 1 accès ; accouchement spontané ; délivrance naturelle ; 2e accès 5 heures après l'accouchement. Total : 2. — Traitement (?). — Mère guérie ; garçon vivant, 3600 gr.

120. 17 août 1876 : Devaux, 25. — 1pare ; 8 mois ; O. I. G. A. — Albuminurie intense, diminution par le traitement. — 1o et 2e accès avant le travail ; délire furieux quelques instants après le 2e ; accouchement spontané ; délivrance naturelle. Total : 2. — Préventif : régime lacté ; chloral, 3 gr. Curatif : chloroforme en inhalations ; lavements salés, 2 ; chloral. — Mère guérie ; garçon vivant, 2050 gr.

121. 15 novembre 1876 : Cochard, 23. — 1pare ; 8 mois ; S. I. G. A. — Albumine. — Accouchement spon-

tané ; 1 et 2 accès 4 heures après l'accouchement. Total :
2. — Traitement nul. — Mère guérie ; fille vivante,
2450 gr.

122. 21 février 1877 : Rouy, 21. — 1pare; 8 mois :
O. I. G. A. — Pas d'albumine; au 4° examen, albuminurie
légère. — 1ᵉʳ et 4° accès avant le travail; accouchement
spontané. Total : 4. — Curatif : chloral en potion, 4 gr.;
chloral en lavement, 2 gr. — Mère guérie ; garçon vivant, 2300 gr.

123. 28 février 1877 : Acloque, 20. — 1pare ; 7 mois;
O. I. G. A. — Albumine. — 1 et 3 accès en ville; 4ᵉ et 22ᵉ
accès; accouchement spontané. Total : 22. — Curatif :
lavement purgatif; chloral; saignée après le 4° accès;
chloral, 2 gr. — Mère guérie; garçon macéré, 1750 gr.

124. 31 mars 1877: Schmidt. — mpare 3; 6 mois 1/2;
O. I. G. A. — Alb. (?) — 1 accès avant l'entrée à l'hôpital;
2ᵉ et 3ᵉ; accouchement spontané; 4ᵉ après la délivrance.
Total : 4. Curatif : chloral en potion après 2 accès. —
Mère guérie ; fille vivante, 1400 gr.; n'a vécu que
quelques heures. — Ascite compliquant la grossesse.

125. 12 mars 1877 : Dumont, 20 — 1pare ; 8 mois;
S. I. D. A.; O. I. D. P. — Albuminurie légère. — 1 et
12ᵉ accès avant le travail; accouchement spontané. Total : 12. Curatif : chloral, 4 gr.; saignée de 300 gr. après
le 9ᵉ accès. — Mère guérie; 1° fille vivante, 2530 gr.;
2° fille vivante, 2150 gr. — Accouchement gémellaire.

126. 23 mai 1877 : Dubois, 22. — 1pare ; 9 mois; O.
I. G. P. — Albuminurie intense. — 1ᵉʳ et 5ᵉ accès avant
l'arrivée à l'hôpital; 6ᵉ et 12ᵉ avant l'accouchement; délivrance naturelle ; 13 accès 8 heures après l'accouchement. Total : 13. — Curatif : chloral ; lavement purgatif;
application forceps après le 12ᵉ; chloral. — Mère guérie;
garçon, mort apparente, ranimé ; 3300 gr.

127. 26 septembre 1877 : Herley, 26. — 1pare ; 9 mois ; O. I. G. A. — Albuminurie intense. — Accouchement spontané ; 1 accès 5 minutes après l'accouchement. Total : 1. — Traitement nul. — Mère guérie ; garçon, mort apparente ; 2425 gr. — Bassin rétréci ; 10 c. diamètre promonto sous-pubien.

128. 20 novembre 1877 : Lange. — 1pare ; 9 mois ; épaule droite ; A. I. D. — Albuminurie notable. — 1 accès. Total : 1. — Préventif : saignée de 500 gr.; régime lacté. Curatif : potion de jaborandi, 2 gr.; saignée de 500 gr. ; version. — Mère guérie ; fille macérée, 2800 gr.

129. 9 mars 1878 : Allemand, 29. — 1pare ; 9 mois ; O. I. (?); épaule (?).— Albumine.— Accouchement spontané du 1er jumeau ; 1 accès après cet accouchement (en ville); évolution spontanée pour le 2e jumeau. Total : 1. — Traitement nul. — Mère morte, cause (?); 1° (?); 2° garçon mort, 3150 gr. — Accouchement gémellaire.

130. 28 avril 1878 : Lacaille, 22.— 1pare ; 8 mois ; O. I. G. A.—Albuminurie intense. — 1er et 3e accès ; accouchement spontané ; délivrance naturelle. Total : 3. — Préventif : régime lacté. Curatif : chloroforme en inhalations après le 3e accès (éloigne et empêche les accès); chloral; régime lacté; chloroforme et chloral. — Mère guérie; garçon vivant, 1940 gr.

131. 4 juin 1878 : Lechrist 24. — 1pare ; 8 mois 1/2 ; O. I. G. A. — Albuminurie notable. — 1er et 3e accès pendant le travail (1er à dilatation complète); délivrance naturelle ; 4e après l'accouchement. Total : 4. — Préventif : régime lacté. Curatif : application de forceps après 3 accès; chloroforme en inhalations; chloral en lavement, 4 gr.; chloral. — Mère guérie ; fille vivante, 2570 gr.

132. 20 juillet 1878 : Cailleron. — 1pare ; 7 mois 1/2 ;
O. I. G. A. — Albumine; teinte subictérique. — 1er et 8e
accès pendant le travail ; accouchement spontané ; délivrance avec une hémorrhagie de 300 gr.; 9e et 15e après
l'accouchement. Total : 15. — Curatif : chloral en lavement après 5 accès ; chloroforme en inhalations. — Mère
morte d'éclampsie probablement ; garçon, mort 6 heures
après naissance ; 750 gr.

133. 21 juillet 1878 : Chataigner, 23.—1pare ; 7 mois ;
O. I. G. A. — Albuminurie notable. — Accès d'éclampsie
3 semaines avant l'entrée ; accouchement spontané. Total : (?). — Traitement nul. — Mère guérie ; fille macérée, 1300 gr.

134. 19 août 1878 : Chauveau, 22. — 1pare ; 8 mois ;
O. I. G. A. — Albuminurie intense. — 1 accès au début
du travail ; accouchement spontané. Total : 1. — Préventif: régime lacté. Curatif : chloral en lavement, 4 gr.,
ayant ralenti les contractions; chloroforme en inhalations ; chloral en potion, 4 gr. — Mère guérie ; garçon
vivant, 2250 gr. — Ascite.

135. 12 novembre 1878 : Stouppe, 19. — 1pare ;
8 mois 1/2 ; O. I. G. A. — Albuminurie intense ; 1er et 5e
accès avant l'entrée ; 6e et 12e; accouchement spontané ;
délivrance naturelle. Total : 12. — Curatif : chloral en
potion, 4 gr.; chloroforme en inhalations après 12 accès ;
chloral (accès cessent); chloral après la délivrance. —
Mère morte, cause (?) ; garçon vivant, 2700 gr.

136. 1er mars 1879 : Bouleau, 25. — mpare 2 ; 8 mois ;
O. I. G. A. — Albuminurie intense. — 18 accès en ville ;
délivrance naturelle; coma. Total : 18. — Curatif : tentatives de forceps, saignée abondante, avant l'arrivée ;
lavement de chloral à l'hôpital ; chloroforme en inhala-

tions ; application de forceps ; chloral. — Mère morte ;
fille morte, 1745 gr.

137. 18 mars 1879 : Pillefer, 26. — mpare 2; 9 mois ;
O. I. G. A. — Pas d'albumine ; albuminurie après 2 accès ;
ictère. — 1er et 4e accès. Total : 4. — Curatif: chloral en
potion, 4 gr. ; chloroforme en inhalations ; application
de forceps après 2 accès ; chloral en lavement après le 4e.
— Mère morte, phlegmon de la fosse iliaque ; garçon
vivant, 2880 gr.

138. 24 avril 1879 : Bucher, 18. — 1pare ; 7 mois 1/2 ;
O. I. G. A. — Albuminurie intense. — 1 et 3 accès avant
l'entrée ; 4º et 6ᶜ à l'hôpital ; battements fœtaux cessent ;
accouchement spontané. Total : 6. — Curatif : chloral
en lavement après 5 accès ; chloroforme en inhalations
(accès cessent); saignée de 500 gr. ; chloral en lavement.
— Mère guérie ; fille morte, 1900 gr.

139. 21 avril 1879 : Tian, 23. — 1pare ; 9 mois ; O. I.
G. A. — (?) Alb. — Accouchement spontané ; délivrance
naturelle ; 1 accès après la délivrance. Total : 1. —
Curatif : lavement chloral ; régime lacté. — Mère guérie ;
garçon vivant, 3500 gr.

140. 4 mai 1879 : Lange, 38. — mpare 2; 5 mois 1/2 ;
O. 1 (?). — Albuminurie intense. — Eclampsie au premier accouchement ; 2 accès en ville ; accouchement
spontané. Total : 2.— Curatif : sangsues aux oreilles, 12.
— Mère guérie ; garçon macéré ; 820 gr. (mouvements
cessent 13 jours avant l'accouchement).

141. 28 août 1879 : Lairivé, 31. — 1pare ; 9 mois ;
O. I. G. A. — Albuminurie intense ; subictère. — Accès
avant l'entrée ; silence fœtal ; 1er et 4º accès ; état syncopal
grave ; 5º accès avorté par le chloroforme ; respiration
embarrassée pendant les suites de couches. Total : 5. —

Curatif : chloral en lavement, 2 gr.; chloral en lavement après 3 accès ; saignée de 600 gr. après 4 accès ; chloroforme en inhalations après 5 accès; respiration artificielle ; application de forceps ; régime lacté. — Mère morte, éclampsie; fille morte, 3300 gr.

142. 5 octobre 1879 : Heros, 18. — 1pare ; 8 mois ; O. I. G. A. — Albuminurie notable. — 1er et 6e accès pendant le travail ; délivrance naturelle ; coma dans l'intervalle des accès; 7e et 15e après l'accouchement; coma profond. Total : 15. — Préventif : régime lacté. Curatif : rupture artificielle des membranes ; chloral en lavement après 3 accès ; chloroforme en inhalations; application de forceps après 6 accès ; saignée de 300 gr. après 15 accès. — Mère morte, éclampsie; garçon vivant, 3250 gr.

143. 19 octobre 1879 : Gérard, 25. — 1pare ; 7 mois ; O. I. D. P. — Albuminurie intense. -- 9 accès en ville ; coma; 10e et 11e avant le travail ; coma disparaît peu à peu;·accouchement spontané ; délivrance naturelle. Total : 11. — Curatif : saignée de 400 gr. après 11 accès; chloroforme en inhalations (succès); régime lacté ; chloral en potion et lavement, 8 gr. — Mère guérie ; garçon mort, 1600 gr.

144. 29 octobre 1879 : Etienne, âge (?). — 1pare; O. I. G. A. — Albuminurie intense. — 4 accès en ville ; accouchement spontané; délivrance naturelle. Total : 4. — Curatif : chloral en lavement, 4 gr.; régime lacté ; chloroforme en inhalations. — Mère guérie ; garçon vivant, 2650 gr.

145. 17 novembre 1879 : Duprey, 28. — 1pare ; 9 mois ; O. I. (?). — Albuminurie intense. — 2 accès avant l'entrée à l'hôpital ; 3e pendant le travail ; accouchement spontané; 4e accès pendant la délivrance. Total : 4. —

Traitement nul. — Mère morte, cause (?) ; fille vivante, 3500 gr.

146. 22 novembre 1879 : Fèvre, âge (?). — 1pare ; 8 mois ; O. I. G. A. — Albuminurie intense. — 4 accès en ville ; 5ᵉ et 6ᵉ ; coma continu ; accouchement spontané. Total : 6. — Curatif : chloroforme en inhalations après 6 accès ; saignée de 450 gr. ; chloral en lavement, 1 gr. — Mère guérie ; fille vivante, 2820 gr.

147. 2 décembre 1879 : Polichart, 28. — mpare3 ; 9 mois ; M. I. G. T. — âge (?) — 5 accès au dehors ; silence fœtal ; 6ᵉ accès 40 minutes après l'accouchement ; intelligence revenue au bout de 2 heures. Total : 6. — Curatif : chloroforme en inhalations (accès s'arrête) ; perforation et embryotomie céphalique. — Mère morte ; cause (?) ; fille morte, 2800 gr. ; décomposition avancée. — Bassin vicié ; promonto sous-pubien, 11 et q. q. millim.

148. 12 janvier 1880 : Pavie, 25. — 1pare ; 9 mois ; S. I. G. A., siège complet. — Alb. (?) — 1 accès violent pendant le travail ; délivrance naturelle. Total : 1. — Curatif : chloral en potion, 4 gr. ; chloroforme en inhalations ; extraction du fœtus. — Mère guérie ; fille vivante, 2650 gr.

149. 21 janvier 1880 : Teloy, 19. — 1pare ; 8 mois 1/2 ; O. I. G. A. — Alb. (?) — 2 accès avant l'entrée à l'hôpital ; 3ᵉ et 4ᵉ pendant le travail ; accouchement naturel ; 5ᵉ accès pendant la délivrance ; 6ᵉ et 7ᵉ, 7 heures après l'accouchement. Total : 7. — Curatif : chloroforme en inhalations ; chloral en lavement, 4 gr. après 6 accès. — Mère guérie ; fille faible, 2400 gr.

150. 24 février 1880 : Cornvaill, 20. — 1pare ; 8 mois ; O. I (?) — Albuminurie intense. — Accouchement spontané ; délivrance naturelle ; 1ᵉʳ et 4ᵉ accès de 1 à 8 heures après l'accouchement. Total : 4. — Curatif : chloroforme en inhalations après 3 accès. — Mère guérie ; garçon vivant, 2065 gr.

151. 29 février 1880 : Letourneau, 24. — mpare 4 ; 9 mois ; O. I. G. A. — Albumine. — 3 accès avant l'entrée. Total : 3. — Curatif : application de forceps. — Mère guérie ; fille vivante, 2590 gr.

152. 1er mai 1880 : Prunon, 31. — 1pare ; Terme (?) ; O. I. G. A. — Albumine intense. — 2 accès avant l'arrivée ; 3e et 14e. Total : 14. — Curatif : chloroforme en inhalations ; chloral en potion et lavement, 2 gr. — Mère morte avant l'accouchement, peu après 14 accès ; garçon mort pendant le travail.

153. 3 mai 1880 : Bouitté, 29. — 1pare ; 8 mois 1/2 ; O. I. G. A. — Albumine. — 1 accès alors que la tête franchit la vulve ; accouchement spontané ; délivrance naturelle. Total : 1. — Curatif : chloral en potion, 2 gr. — Mère guérie ; garçon mort peu après sa naissance ; cause (?) ; 2850 gr.

154. 9 juin 1880 : Tuchaux, 16. — 1pare ; 8 mois ; O. I. D. P. ; S. I. G. P. — Alb. (?) — Accouchements spontanés ; délivrance naturelle ; 1 accès après la délivrance. Total : 1. — Traitement nul. — Mère guérie ; 1° garçon vivant, 2600 gr. ; garçon vivant, 2500 gr. — Grossesse gémellaire.

155. 13 juillet 1880 : Aubin, âge (?). — 1pare ; 8 mois 1/2 ; O. I. G. A. — Albuminurie légère. — 5 accès avant l'arrivée ; le travail se déclare aussitôt l'entrée ; 6° et 11° accès pendant le travail ; accouchement spontané ; délivrance naturelle ; 12° et 21° accès après la délivrance. Total : 21. — Traitement nul. — Mère guérie ; garçon mort, 2950 gr.

156. 16 août 1880 : Caneron, 15 1/2. — 1pare ; 8 mois ; O. I. G. A. — Albuminurie. — 1 accès pendant le travail (12 heures après le début) ; 2e et 7e accès pendant le travail ; accouchement spontané ; 8e et 10e avant la délivrance ; délivrance naturelle ; 11e et 25e, 1er jour de suites de couches. Total : 25. — Curatif : chloroforme en inhalations ; injection de morphine après 15 accès, elle suspend les accès pendant 3 heures ; injection de morphine après le 25e. — Mère guérie ; fille vivante, 2450 gr.

157. 22 octobre 1880 : Vannier, 27. — 1pare ; Terme (?) ; O. l. G. A. — Pas d'urine dans la vessie. — 7 accès avant l'entrée à l'hôpital ; 8e et 11e pendant le travail ; accouchement spontané. Total : 11. — Curatif : lavement purgatif. — Mère morte ; cause (?) ; garçon mort-né, 1630 gr.

158. 13 janvier 1881 : Néron, 20 1/2.— 1pare ; 8 mois ; O. I. G. A. — Albumine 3/4. — 5 accès avant l'entrée ; 6e avant le travail ; 7e pendant le travail ; accouchement spontané ; délivrance naturelle. Total : 7. — Curatif : chloral en lavement après 7 accès ; chloroforme en inhalations ; chloral en lavement. — Mère guérie ; garçon, mort apparente ; 2000 gr.

159. 9 mars 1881 : Saïde, 23. — mpare 6 ; 9 mois ; O. I. D. P. — Albuminurie intense. — 6 accès avant l'entrée ; délivrance naturelle. — Total : 6. — Curatif : application de forceps. — Mère guérie ; garçon mort, 2300 gr.

160. 1er juillet 1881 : Levranne, 25. — 1pare ; 8 mois 1/2 ; Pres. (?). — Albumine. — 12 accès ; coma à partir de 10 accès. Total : 12. — Traitement nul. — Mère morte, éclampsie ; Enfant (?).

161. 20 juillet 1881 : Ferrand, 39. — mpare 8 ; 8 mois 1/2 ; O. l. G. A. — Albuminurie légère. — 3 accès avant l'entrée ; 4ᵉ à l'arrivée ; rupture prématurée et spontanée des membranes avant le travail ; accouchement spontané. Total : 4. — Curatif : chloral en lavement ; chloroforme en inhalations ; régime lacté absolu. — Mère morte, 15ᵉ jour ; affection du cœur ; fille vivante, 2760 gr.

162. 10 octobre 1881 : Schomacker, 31. — Ipare ; 8 mois ; O. I. G. A. — Albuminurie. — 16 accès avant l'arrivée ; 17ᵉ et 20ᵉ en route ; 21ᵉ et 35ᵉ à l'hôpital ; travail. Total : 35. — Curatif : application de forceps ; chloral en lavement, 4 gr. — Mère guérie ; garçon mort-né, 2200 gr.

163. 26 octobre 1881 : Lange, âge (?). — mpare 4 ; 7 mois 1/2 ; O. I. G. A. — Albuminurie intense. — Hémorrhagie génitale 8 jours avant l'éclampsie, cause (?) ; 9 accès avant l'entrée ; coma à l'arrivée et dilatation de la grandeur d'une pièce de 5 francs ; 10ᵉ et 11ᵉ pendant le travail ; 12ᵉ et 14ᵉ après l'accouchement. Total : 14. — Curatif : chloroforme en inhalations ; version avec une dilatation de la grandeur de la paume d'une main ; embryotomie céphalique ; chloral en potion et en lavement, 4 gr. — Mère guérie ; fille morte, 1200 gr. ; sans cerveau. — Éclampsie aux 1ᵉʳ et 2ᵉ accouchements.

164. 27 décembre 1881 : Brezy, 20. — Ipare ; 9 mois ; O. I. D. P. — 6 accès avant l'entrée ; 7ᵉ et 13ᵉ à l'hôpital ; délivrance naturelle. Total : 13. — Curatif : chloral en lavement ; chloroforme en inhalations ; saignée du bras (ayant échoué) ; application de forceps. — Mère morte ; éclampsie, congestion pulmonaire ; fille morte, 3000 gr. — Congestion pulmonaire ayant contre-indiqué le chloroforme.

165. 19 janvier 1882 : Goma, 23. — Ipare ; 9 mois ; O. I. G. A. — Pas d'albumine ; à la dilatation complète, albuminurie. — Accouchement spontané ; délivrance naturelle ; 1er et 2e accès 2 heures après l'accouchement. Total : 2. — Curatif : chloroforme en inhalations ; chloral en lavements. — Mère guérie; garçon vivant, 3700 gr.

166. 28 janvier 1882 : Pasquet, 19. — 1pare ; 8 mois ; O. I. G. A. — Alb. (?) — 7 accès avant l'arrivée ; pendant le travail coma profond, sans nouvel accès. Total : 7. — Curatif: chloroforme en inhalations; chloral en lavement, 3 gr. (rejeté) ; application de forceps (le chloroforme semble avoir prévenu les accès). — Mère (?) ; fille vivante, 2100 gr. — Scarlatine pendant les suites de couches.

167. 13 février 1882 : Tredoux, 18.— 1pare; 6 mois1/2; O. I. (?). — Albuminurie intense. — Amenée à Cochin pour éclampsie ; entrée le lendemain à la Maternité ; délivrance avec hémorrhagie, 230 gr. Total (?). — Curatif : chloral; saignée de 200 gr. — Mère guérie ; garçon macéré, 1310 gr.

168. 11 février 1882 : Degaut, 22. — 1pare ; 9 mois ; O. I. D. A. — Albumine. — 1er accès dilatation de la grandeur de 1 franc ; 2e accès pendant le travail ; délivrance suivie d'une hémorrhagie abondante (seigle ergoté, main dans l'utérus); 3e accès 10 minutes après l'accouchement. Total : 3. Préventif : régime lacté. Curatif : chloroforme en inhalations; application de forceps. — Mère morte, éclampsie (probablement); garçon vivant, 3530 gr.

169. 15 avril 1882 : Coutaler. — 1pare ; 7 mois; O. I. G. A.; S. I. G. A. — Albumine. — Eclampsie pendant la grossesse (observation incomplète) ; accouchements spontanés. Total (?). — Préventif : chloral. — Mère guérie ; 1o fille, 850 gr.; 2o fille, 800 gr.; mortes en naissant. — Grossesse gémellaire.

170. 26 avril 1882 : Fretin. — Impare 3 ; 6 mois ; Prés
(?).— Albumine. — 8 accès pendant le travail ; accouchement spontané dans la voiture qui amenait la malade à
la Maternité ; délivrance naturelle ; 9 accès à l'hôpital ;
coma ayant persisté jusqu'au 2ᵉ jour des suites de couches.
Total : 9. — Curatif : chloroforme en inhalations ; régime
lacté absolu pendant les suites de couches. — Mère guérie ; fille morte, 2580 gr.

171. 14 avril 1882 : Ley, âge (?). — 1pare ; 9 mois ; O.
I. G. A. — 1º albuminurie légère ; 2º intense. — Grande
agitation pendant le travail ; accouchement spontané ;
délivrance naturelle ; hémorrhagie peu considérable.
Total (?). — Préventif : régime lacté ; chloral en potion.
— Mère morte au 3º jour de suites de couches ; néphrite
aiguë ; fille vivante, 3180.

172. 15 mai 1882 : Rivel, 28. — 1pare ; 9 mois ; O. I.
G. A. — Albuminurie légère à la suite de l'accès unique.
— 1 accès au moment où les bosses frontales franchissent
la vulve ; accouchement spontané ; hémorrhagie de la
délivrance, 510 gr. Total : 1. — Curatif : chloroforme en
inhalations. — Mère guérie ; garçon vivant, 3120 gr.

173. 1ᵉʳ novembre 1882 : Vallée, 17. — 1pare ; 8 mois ;
O. I. G. A. — Pas trace d'albumine ; albuminurie minime
après le 3ᵉ accès ; plus d'albumine. — 1 accès à la dilatation de la grandeur d'une pièce de 2 francs ; 2º accès
pendant le travail ; accouchement spontané ; 3º accès
immédiatement après l'accouchement. Total : 3. — Curatif : chloroforme en inhalations ; chloral en potion,
3 gr. ; chloral en lavement, 2 gr. ; régime lacté. — Mère
guérie ; fille vivante, 2125 g.

174. 29 octobre 1882 : Manecy, 24. — 1pare ; 8 mois ;
O. I. G. A. — Albuminurie intense. — 7 accès avant l'arrivée ; coma ; pas de travail ; accouchement spontané ;

délivrance naturelle. Total : 7. — Curatif : chloroforme en inhalations ; régime lacté absolu ; chloral en potion et lavement, 3 gr.; pendant l'accouchement, chloral en potion et en lavement ; régime lacté absolu pendant les suites de couches. — Mère guérie ; fille vivante, 1930 gr.

175. 10 novembre 1882 : Chavran, âge (?). — Parité (?) ; Terme (?) ; Prés. (?). — Albumine. — 6 accès en ville ; 7° et 9° à l'hôpital ; accouchement spontané ; délivrance naturelle. Total : 9. — Curatif : chloroforme en inhalations (continu) ; chloral en potion et en lavement (ce dernier a été rejeté) ; régime lacté absolu. — Mère guérie ; fille vivante, 2470 gr.

176. 20 novembre 1882 : Benard, 22.—1pare ; 8 mois ; O. I. G. A. — Albuminurie. — Accès en ville ; état comateux à l'arrivée ; accès à l'arrivée. Total : (?). — Curatif : chloroforme ; régime lacté intégral ; chloral en potion et 2 lavements (calme).— Mère morte dans le coma éclamptique ; fille morte, 2000 gr. — Opération césarienne post mortem.

177. 16 novembre 1882 : Lanterne, 17. — 1pare ; 9 mois ; O. I. D. A. — Pas d'albumine ; examens répétés. — 2 accès pendant le travail ; accouchement spontané ; délivrance naturelle ; 3° accès 4 h. 35 après la délivrance. Total : 3. — Curatif : chloroforme en inhalations ; chloral. — Mère morte ; néphrite aiguë ; septicémie ; garçon vivant, 3000 gr.

178. 29 janvier 1883 : Beaucher, 23. — 1pare ; 9 mois ; O. I. G. A. — Albuminurie intense. — 4 accès ; accouchement spontané. Total : 4. — Préventif : régime lacté ; chloral en potion, 3 gr. Curatif : chloroforme en inhalations ; saignée de 500 gr.(calme à la suite) ; chloral en lavement ; régime lacté intégral pendant suites de couches.

— Mère guérie ; garçon vivant, 3320 gr.; mort convulsions.

179. 9 avril 1883 : Pelletier, 19. — 1pare ; 8 mois 1/2 ; O. I. G. A. — Albuminurie intense. — Accès et coma en ville; accès à l'arrivée; travail; délivrance, hémorrhagie de 500 gr.; 45 minutes après l'accouchement convulsions toniques; ébauche d'accès. Total (?). — Curatif : chloroforme en inhalations; chloral; tentatives vaines de saignée; version au moment où la respiration est gênée, sterloreuse ; pointes de feu sur tout le corps; respiration artificielle. — Mère morte, éclampsie; enfant macéré.

180. 2 août 1883 : Maronte, 21. — 1pare ; 8 mois 1/2 ; O. I. D. A. — Albuminurie intense; teinte ictérique après 11 accès ; 1er et 14e accès pendant le travail; coma persistant. Total : 14. — Préventif : chloral en potion et en lavement; régime lacté exclusif. Curatif : saignée de 300 gr. après 11 accès; accouchement forcé ; ventouses scarifiées. — Mère morte, éclampsie; fille macérée, 3100 gr.

181. 21 août 1883 : Minchen, 22. — mpare 2; 7 mois; Prés (?). — Albuminurie intense. — Accouchement avant l'entrée; délivrance naturelle; 1 accès 21 heures après l'accouchement; 2e et 6e accès le 1er jour de suites de couches; 7e et 12e accès le 3e jour des suites de couches; 13e accès le 4e jour; hématémèse et hémorrhagie anale le 3e jour; état comateux continu. Total : 13. — Curatif : chloroforme en inhalations ; saignée de 500 gr.; thrombus local; chloral en lavement, 3 gr.; injections hypodermiques d'éther. — Mère morte, hémorrhagie, éclampsie; fille vivante, 2070 gr.

182. 28 juillet 1883 : Verrier, 21. — 1pare ; 9 mois ; O. I. G. A. — Albuminurie notable. — 1 accès; accouchement spontané; 2e accès immédiatement après l'accouche-

ment; délivrance, hémorrhagie légère 2 heures après.
Total : 2. — Préventif : régime lacté; chloral en potion.
Curatif : chloroforme en inhalations ; chloral en lave-
ment. — Mère guérie ; garçon vivant, 2950 gr.

183. 15 septembre 1883 : Durand, 30. — 1pare ;
6 mois 1/2; O. I. G. A. — Albumine. — 2 accès ; agitation pendant la grossesse, 3 jours avant l'accouchement ;
accouchement spontané; délivrance naturelle. Total : 2.
— Curatif : régime lacté : chloral en potion et en lavement, 7 gr. ; éther en injections hypodermiques, 2. —
Mère guérie ; fille vivante, 1950 gr.

184. 1er octobre 1883 : Blot, 16. — 1pare ; 6 mois ;
O. I. G. A. — Albuminurie intense. — Accès avant son
entrée , 1 et 3e accès pendant le travail; accouchement
spontané ; délivrance rapide ; 4e et 12e après l'accouchement ; coma continu. Total : 12 (?). — Curatif : chloroforme en inhalations : chloral en lavement, 2 gr. ; saignée
de 400 gr. après le 6e accès : chloral en lavement après
la délivrance, 2 gr.; saignée infructueuse de la jugulaire ; ventouses sèches ; ventouses scarifiées sur la colonne vertébrale ; tentative infructueuse de transfusion
dans la veine et le tissu cellulaire avec : chlorure de sodium 6 gr., hydrate de sodium 5 centigr., eau distillée,
1000 gr. — Mère morte; garçon vivant, 1600 gr.

185. 22 octobre 1883 : Aplat, 22. — 1pare ; 6 mois ;
Prés (?). — Albuminurie intense; ictère biliféique. —
Accès et coma avant l'entrée ; accouchement spontané;
délivrance naturelle. Total : (?). —Curatif : chloroforme
en inhalations ; chloral en lavements. — Mère guérie ;
fille (?) ; 1400 gr.

186. 5 novembre 1883 : Pompon, 19. — 1pare ;
8 mois 1/2; O. I. G. A. — Albuminurie notable. — 1er et

3° accès ; accouchement spontané ; délivrance ; 4° accès
2 heures après la délivrance. Total : 4. — Trait. nul. —
Mère guérie ; garçon, 2700 gr.

187. 22 octobre 1883 : Malhuneth, 27. — mpare ;
6 mois 1/2 ; O. I. G. A. — Albuminurie. — 1ᵉʳ et 2ᵉ accès
avant le travail ; accouchement ; 3ᵉ accès 20 minutes
après l'accouchement ; délivrance ; 4ᵉ accès 30 minutes
après la délivrance ; 5ᵉ accès au 3ᵉ jour de suite de couches
(après avoir mangé). Total : 5. — Curatif : chloral en
lavements, 3 gr. (après 4 accès); 6 gr. environ d'absorbés
le jour de l'accouchement ; chloroforme en inhalations
après 5 accès ; chloral en potion et lavement (16 gr. environ d'absorbés). — Mère guérie ; garçon vivant,
1780 gr.

188. 14 février 1884 : Veher, 27. — 1pare ; 9 mois ;
O. I. D. P. — Alb. (?) — Accouchement spontané ; délivrance naturelle ; 1 accès 15 minutes après la délivrance.
Total : 1. — Curatif : chloroforme en inhalations ; chloral en potion et en lavement. — Mère guérie; fille vivante, 3650 gr.

189. 1ᵉʳ avril 1884 : Coquart, 20. — 1pare ; 9 mois ;
O. I. D. P. — Albuminurie notable. — 3 accès en ville ;
4ᵉ et 5ᵉ à l'hôpital, grossesse de 8 mois ; coma profond ;
travail, 1 mois après l'éclampsie ; accouchement spontané. Total : 5. — Curatif : chloroforme en inhalations ;
chloral, régime lacté absolu. — Mère guérie ; garçon
vivant, 3250 gr.

190. 25 avril 1884 : Leroy, 23. — 1pare ; 9 mois ; O. I.
G. A. — Albuminurie notable. — 1 accès; accouchement
spontané. Total : 1. — Préventif : chloral en potion et
en lavement, 2 gr. 5. — Curatif : chloroforme en inhalations ; chloral en potion et lavement, 7 gr. ; saignée de

340 gr. — Mère morte au 10e jour, cause mal déterminée ; garçon macéré, 1830 gr. — Hémorrhagie buccale.

191. 4 juillet 1884 : Demange, 19. — 1 pare ; 9 mois ; O. I. G. A. — Albuminurie intense. — 1er et 2e accès pendant le travail ; délivrance naturelle ; 3e accès au 2e jour de suites de couches ; coma. Total : 3. — Préventif : régime lacté absolu ; chloral en potion. Curatif : chloroforme en inhalations ; application de forceps ; chloral et chloroforme pendant les suites de couches. — Mère guérie ; fille, née étonnée, ranimée ; 3400 gr.

192. 26 août 1884 : Mignolure, 35. — mpare 2 ; 8 mois ; S. I. G. A. — Albuminurie intense. — 9 accès en ville ; coma à l'arrivée ; accouchement spontané ; délivrance naturelle. Total : 9. — Curatif : sangsues apophyses mastoïdes, saignée aux bras, en ville ; chloroforme en inhalations ; chloral en potion et en lavement. — Mère guérie ; garçon vivant, 2150 gr. ; mort de convulsions.

193. 8 septembre 1884 : Gamache, 29. — mpare 4 ; 8 mois 1 semaine ; S. I. G. A. (mode fesses). — Pas d'albumine après la délivrance ; albuminurie intense après 1er accès ; ictère après un accès avorté ; l'ictère s'aggrave. — Accouchement spontané ; délivrance naturelle ; 1 accès 6 heures après l'accouchement ; 2e accès ; respiration stertoreuse ; 3e et 4e accès 12 heures après l'accouchement ; asphyxie. Total : 4. — Curatif : chloroforme en inhalations ; chloral en potion et en lavement, 6 gr. ; sangsues à la nuque, 15 après 4 accès. — Mère morte, éclampsie ; garçon vivant, 2800 gr.

194. 24 septembre 1884 : Paquet, 27. — 1pare ; 7 mois 1/2 ; O. I. G. A. — Albuminurie notable ; ictère.

— 7 accès en ville; 8ᵉ accès à l'arrivée; coma profond; agitation; camisole de force; vomissements fétides; délivrance naturelle. Total : 8. — Curatif : chloroforme en inhalations; chloral en potion et en lavement; injections cutanées de chloroforme (insuccès); lavement purgatif; bain de 1 heure à 38° (agitation augmente); application de forceps. — Mère morte; coma, éclampsie et manie; garçon macéré; 2830 gr.

195. 15 novembre 1884 : Duty, 21. — 1 pare; 7 mois 1/2; O. I. G. A. — Pas d'albumine; présence après 1 accès; ictère biliféique. — Agitation; accouchement spontané; délivrance naturelle; 1 accès après la délivrance. Total : 1. — Préventif : chloral en potion contre l'agitation. Curatif : chloroforme en inhalations; chloral en potion. — Mère guérie; fille vivante, 2550 gr.

196. 13 janvier 1885 : Renaud, 20. — 1 pare; 6 mois; O. I. G. A. — Albuminurie intense. — 6 accès en ville; 7ᵉ à l'entrée à l'hôpital; délivrance naturelle. Total : 7. — Curatif : chloral en potion et lavement, 9 gr. en 24 heures; chloroforme en inhalations; application de forceps. — Mère guérie; garçon vivant, 2000 gr.

197. 16 janvier 1885 : Billefel, 20. — 1 pare; 9 mois; O. I. G. A. — Albumine. — Accouchement spontané; délivrance naturelle; 1ᵉʳ et 2ᵉ accès au 1ᵉʳ jour de suites de couches. Total : 2. — Préventif : régime lacté absolu; chloral en potion. Curatif : chloroforme en inhalations; chloral (plus d'accès après). — Mère guérie; garçon vivant, 2650 gr.

198. 20 mai 1885 : Hocque, 23. — 1 pare; 9 mois; O. I. G. A. — Albuminurie intense. — 1 accès pendant le travail; délivrance naturelle; anurie incomplète le lendemain de l'accouchement. Total : 1. — Préventif : régime lacté absolu; chloral en potion, 3 gr.; bain très

long. Curatif : chloroforme en inhalations; application
de forceps.— Mère guérie; garçon vivant, faible, 2150 gr.

199. 23 juin 1885 : Bougeau, 18. — 1pare; 8 mois 1/2 :
Prés. (?). — Albuminurie légère.—1 accès avant l'entrée ;
2e accès à l'arrivée ; accouchement spontané; délivrance
naturelle. Total : 2. — Curatif : chloral, potion et lavement; chloroforme en inhalations espacées. — Mère
guérie; garçon vivant. 2450 gr.

200. 26 septembre 1885 : Vincent, 20. — mpare 3 ;
6 mois 1/2; S. I. G. A. — Albuminurie intense. —
4 accès en ville, 5e et 6e à l'hôpital, avant le travail ;
accouchement spontané; délivrance naturelle. Total : 6.
— Curatif : chloroforme en inhalations pendant toute la
journée à la moindre agitation ; chloral en lavement
(accès cessent). — Mère guérie; fille (?) ; 1750 gr.; née
vivante.

201. 27 octobre 1885 : Thoreau, 23.—1pare; 8 mois 1/2;
O. I. D. P. — Pas d'albumine. — 1 accès pendant le
travail; accouchement spontané; délivrance naturelle;
un accès d'épilepsie quelques jours après l'accouchement. Total : 1. — Curatif : chloroforme; chloral. —
Mère guérie; fille vivante; 2750 gr. — Eclampsie douteuse.

202. (?) : Jurious, 21. — 1pare; 8 mois 1 semaine;
O. I. D. A. — Albuminurie légère. — 4 accès avant l'entrée; 5e à l'hôpital; accouchement spontané; délivrance
naturelle; 6e accès 45 minutes après la délivrance. Total : 6. — Curatif : chloroforme; chloral, lavement et
potion : 9 gr. 1er jour; 4 gr. 2e jour; 3 gr. 3e jour. —
Mère guérie; garçon vivant, 2620 gr.

203. 6 février 1886 : Meunier, 24. — 1pare; 8 mois 1/2 ;
O. I. G. A. — Albumine. — 5 accès avant l'entrée; accou-

chement spontané. Total : 5. Curatif : régime lacté absolu ; chloral potion et lavement, 6 gr. — Mère guérie ; fille vivante, 1820 gr., morte, cause inconnue.

204. 31 janvier 1886 : Goherty, 27. — 1pare ; 8 mois ; O. I. G. A. ; S. I. G. A. — Albumine, 4 gr. par litre. — Accouchement spontané ; délivrance naturelle ; 1e et 6e accès après l'accouchement ; coma dans l'intervalle. Total : 6. — Préventif : régime lacté (ne peut le supporter). Curatif : chloroforme en inhalations ; chloral ; saignée de 200 gr. (sans amélioration); injection d'une solution de nitrate de pilocarpine. — Mère morte; éclampsie ; 1° garçon, 2570 gr.; 2° fille, 2120. — Grossesse gémellaire.

205. 3 avril 1886 : Ecuyer, 35. — 1pare ; 9 mois ; O. I. G. A. — Albumine. — Accouchement spontané ; hémorrhagie après l'accouchement (1500 gr.); délivrance artificielle; 1 accès après la délivrance. Total : 1. — Curatif : chloroforme en inhalations ; chloral, 7 gr. en 24 heures. — Mère guérie ; garçon vivant, 4000 gr.

206. 16 mars 1886 : Debreyne, 16. — 1pare ; 9 mois ; O. I. G. A. — Albuminurie intense. — 9 accès en ville ; accouchement spontané ; délivrance naturelle. Total : 9. — Curatif : chloral, 6 gr.; chloroforme en inhalations. — Mère guérie ; garçon vivant, 3390 gr.

207. 22 juin 1886 : Colas, 19. — 1pare ; 8 mois; O. I. G. A. — Albuminurie intense. — 12 accès en ville ; coma; 13e et 14° accès ; accouchement spontané. Total : 14. — Curatif : chloroforme ; chloral en lavement, 3 gr.; chloral et lait pendant 3 jours. — Mère guérie; garçon macéré; 2080 gr.

208. 16 août 1886 : Persigny, âge (?). — mpare 10 ; 8 mois. Prés. (?). — Albuminurie intense. — 8 accès

en ville : hémorrhagie du travail : Total : 8. — Curatif :
sangsues aux apophyses mastoïdes ; injections cutanées
d'éther. — Mère morte dans le coma ; enfant mort.

209. 14 octobre 1886 : Jourdain, 19. — 1 pare ; 9 mois ;
O. I. G. A. — Pas d'albumine ; un peu d'albumine après
l'accouchement ; pas d'albumine après l'accès. — Accouchement spontané : délivrance naturelle ; 1 accès 6 heures
après l'accouchement. Total : 1. — Curatif : chloroforme
en inhalations ; chloral, potion et lavement, 6 gr. ; au
1er jour de couches, chloral en potion ; régime lacté. —
Mère guérie ; garçon vivant ; 3650 gr.

EXPLICATIONS

Pour exprimer les résultats fournis par les différentes méthodes thérapeutiques dans ces 209 cas,
j'ai attribué isolément à chacun des moyens employés le succès ou l'insuccès obtenu. — Par exemple,
si une femme a été guérie, et l'enfant sauvé par l'emploi simultané du chloroforme et de la saignée, j'ai
compté la guérison de la femme et le salut de l'enfant à l'actif de la saignée et à celui du chloroforme. S'il y avait eu quatre moyens employés au
lieu de deux, j'aurais également attribué l'heureux
résultat aux quatre méthodes.

Ce groupement est loin d'être sans reproches, mais
il m'a semblé impossible de procéder autrement, car,
dans un traitement complexe, l'influence à attribuer
à chaque médicament ne peut être faite d'une façon
impartiale, et mieux vaut, malgré les causes d'erreur,
donner une part égale à chacun.

Pour les mères comme pour les enfants, j'ai établi trois catégories de cas :

1° Les guéris ;

2° Les morts ;

3° Les inconnus.

Par mère guérie, je désigne celle qui est sortie vivante de l'hôpital ; par morte, celle qui y a succombé d'une cause quelconque ; je range parmi les inconnues, les cas où, par suite d'une observation incomplète, le résultat n'est pas mentionné.

Par enfant vivant, j'entends celui qui était tel au moment de sa naissance ; par mort celui qui n'a présenté aucun signe de vie ; tous les autres rentrent dans la classe des inconnus.

J'ai classé parmi les mères mortes celles qui ont succombé à des complications diverses parfois étrangères à l'éclampsie, et cela parce que la cause n'est souvent pas mentionnée et que dans beaucoup de faits cette cause est très difficile à apprécier. J'ai pensé que les sources d'erreurs se répartiraient ainsi à peu près également sur les différents procédés.

Parmi les enfants morts, j'ai compté les macérés et les embryotomisés ; j'ai cru ne pouvoir éliminer ces cas, car dans plusieurs faits la macération est récente, et la mort de l'enfant pouvait parfaitement remonter au début de l'éclampsie. Quant à l'embryotomie qui n'a été pratiquée que rarement, il n'est pas toujours dit si l'enfant était préalablement vivant ou mort, de telle sorte qu'on ne peut dire si l'intervention opératoire doit être chargée du décès du fœtus ou non.

MATERNITÉ DE PARIS

1850-1886

RÉSUMÉ

Total : 209 cas.

Mères : Guéries. . . 132
—   Mortes . . .   67
—   Inconnues .   10
    Mortalité générale : 33 p. 100.

Enfants : Vivants. . . 146 ⎫
—   Morts. . . .   66 ⎬ dont 22 jumeaux.
—   Inconnus. .   8 ⎭
    Mortalité générale : 31 p. 100.

1° *Purgatifs.*   Total des cas : 59.

Mères : Guéries. . . 31
—   Mortes . . . 24
—   Inconnues .   4
    Mortalité : 43 p. 100

Enfants : Vivants. . . 37   (4 jumeaux.)
—   Morts. . . . 22
—   Inconnus. .   2
    Mortalité : 37 p. 100

2° *Régime lacté préventif.*   Total des cas : 14.

Mères : Guéries. . . 10
— Mortes . . . 4
— Inconnues. . 0

Mortalité : 28 p. 100

Enfants : Vivants. . . 11
— Morts . . . 3
— Inconnus. . 0

Mortalité : 21 p. 100

3° *Saignée.*   Total des cas : 66.

Mères : Guéries. . . 40
— Mortes . . . 22
— Inconnues . 4

Mortalité : 35 p. 100

Enfants : Vivants. . . 38   (6 jumeaux.)
— Morts. . . . 29
— Inconnus. . 3   (2 jumeaux.)

Mortalité : 43 p. 100

4° *Chloral et chloroforme.*   Total des cas : 134.

Mères : Guéries. . . 87
— Mortes . . . 45
— Inconnues . 2

Mortalité : 34 p. 100

Enfants : Vivants. . . 99   (6 jumeaux.)
—   Morts. . . . 38   (4 jumeaux.)
—   Inconnus. .   3   (2 jumeaux.)

        Mortalité : 27 p. 100

5° *Forceps.*   Total des cas : 66.

Mères : Guéries. . . 35
—   Mortes . . . 26
—   Inconnues .   5

        Mortalité : 42 p. 100

Enfants : Vivants. . . 39
—   Morts. . . . 27
—   Inconnus. .   0

        Mortalité : 40 p. 100

6° *Version et extraction.*   Total des cas : 6.

Mères : Guéries. . .   4
—   Mortes . . .   2
—   Inconnues .   0

        Mortalité : 33 p. 100

Enfants : Vivants. . .   3
—   Morts. . . .   4   (2 jumeaux.)
—   Inconnus. .   0

        Mortalité : 57 p. 100

7° *Vésicatoires.*   Total des cas : 2.

Mères : Guéries. . .   0
—   Mortes . . .   2
—   Inconnues .   0

         Mortalité : 100 p. 100

Enfants : Vivants. . . .   2
—   Morts. . . .   0
—   Inconnus . .   0

         Mortalité : 0 p. 100

8° *Jaborandi.*   Total des cas : 2.

Mères : Guéries. . .   1
—   Mortes . . .   1
—   Inconnues .   0

         Mortalité : 50 p. 100

Enfants : Vivants. . .   0
—   Morts. . . .   1
—   Inconnus . .   2   (2 jumeaux.)

         Mortalité : 100 p. 100.

9° *Vomitifs.*   Total des cas : 1.

Mères : Guéries. . .   1
—   Mortes . . .   0
—   Inconnues .   0

         Mortalité : 0 p. 100.

Enfants : Vivants. . . 0
—   Morts. . . . 1
—   Inconnus . . 0

        Mortalité : 100 p. 100.

10° *Opium et dérivés.*   Total des cas : 1.

Mères : Guéries. . . 4
—   Mortes . . . 1
—   Inconnues . 0

        Mortalité : 20 p. 100.

Enfants : Vivants. . . 5
—   Morts. . . . 0
—   Inconnus . . 0

        Mortalité : 0 p. 100.

11° *Bromure de potassium.*   Total des cas : 3.

Mères : Guéries. . . 0
—   Mortes . . . 3
—   Inconnues . 0

        Mortalité : 100 p. 100.

Enfants : Vivants. . . 2
—   Morts. . . . 1
—   Inconnus . . 0

        Mortalité : 33 p. 100.

12º *Rupture artificielle et prématurée des membranes.*　　　Total des cas : 3.

Mères : Guéries. . .　1
— 　　Mortes . . .　2
— 　　Inconnues .　0
　　　　　Mortalité : 66 p. 100.

Enfants : Vivants. . .　2
— 　　Morts. . . .　1
— 　　Inconnus. .　0
　　　　　Mortalité : 33 p. 100.

13º *Accouchement forcé.*　　　Total des cas : 1.

Mères : Guéries. . .　0
— 　　Mortes . . .　1
— 　　Inconnues .　0
　　　　　Mortalité : 100 p. 100.

Enfants : Vivants. . .　0
— 　　Morts. . . .　1
— 　　Inconnus. .　0
　　　　　Mortalité : 100 p. 100.

14ᵉ *Traitement nul.*　　　Total des cas : 14.

Mères : Guéries. . .　9
— 　　Mortes . . .　3
— 　　Inconnues. .　2
　　　　　Mortalité : 25 p. 100.

Enfants : Vivants. . .   8   (2 jumeaux.)
  —   Morts. . . .   4
  —   Inconnus. .   4   (2 jumeaux.)
              Mortalité : 33 p. 100.

MORTALITÉ POUR 100

COMPARAISON DES DIFFÉRENTES MÉTHODES

I. *Méthodes comprenant plus de cinq cas.*

	Total des cas.	Mères.	Enfants.
Purgatifs	59	43 0/0	37 0/0
Régime lacté préventif .	14	28	21
Saignée	66	35	43
Chloroforme et chloral .	134	34	27
Forceps	66	42	40
Version et extraction . .	6	33	57

II. *Méthodes comprenant cinq cas et au-dessous.*

Vésicatoires.	2	100	0
Jaborandi.	2	50	100
Vomitifs.	1	0	100
Opium et dérivés	5	20	0
Bromure de potassium .	3	100	33
Rupture artific. et prém. des membranes. . . .	3	66	33
Accouchement forcé. . .	1	100	100

III. *Traitement nul.*

Traitement nul	14	25	33

CLASSEMENT

DES DIFFÉRENTES MÉTHODES

(Comprenant chacune plus de cinq cas dans la statistique)

D'APRÈS LA MORTALITÉ RELATIVE DES MÈRES
ET DES ENFANTS

[CLASSEMENT PAR MORTALITÉ DÉCROISSANTE]

I. *Mères.*

1. Purgatifs 43 0/0
2. Forceps 42
3. Saignée 35
4. Chloroforme et chloral. 34
5. Version et extraction . 38
6. Régime lacté préventif. 28

II. *Enfants.*

1. Version, extraction . . 57 0/0
2. Saignée 43
3. Forceps 40
4. Purgatifs 37
5. Chloroforme, chloral . 27
6. Régime lacté préventif. 21

CINQUIÈME PARTIE

INDEX

Chouppe. — Etude sur le traitement de l'éclampsie puerpérale par l'emploi du chloral hydraté. *Annal. gynéc.* V. 1876, p. 33.

Chunichin (P.-N.). — Oxygen in eclampsia. *Vrach. Saint-Petersburg*, 1885, 610.

Clark (C.-C.-P.). — The treatment of puerperal eclampsia by *morphine. Am. j. obst.* N.-Y., 1880, XIII, 533, 547.

Colvin (D.). — On venesection in the convulsion of pregnant and parturient women. Tr. N.-Y. *M. assoc.*, 1884, 1885, 218, 237.

Cooley. — *New-York medical*, Record, 1881, et *Centralt b. f. Gynak*, 1882, p. 305.

Corby (H.). — Puerperal convulsion, etc. *Brit. med. j.* *London*, 1882, II, 16.

Craig (W.-H.). — A case of puerperal convulsion treated by *Veratrum viride* and chloral combined. *Med. Ann. Albany*, 1881, II. *Trans M. Soc. County.* Albany, 149, 152.

Danby. — Eclampsie chez une primipare à terme, etc., *Journal d'accouchement de Liège*, 1884, 30 avril.

Décès. — Emploi de bromure de potassium contre l'éclampsie. Mémoire 1874. Soc. méd. Reims.

Dederichs (Mathias). — Zur behandlung der eclampsia puerperalis, Bonn, 1886.

Dezeimeris. — De la compression des artères comme moyen thérapeutique et particulièrement de la compression de la carotide primitive, par J.-C. Dezeimeris. L'*Expérience*, 1837, t. I, p. 65.

Dumas (Maurice). — Du traitement de l'éclampsie puerpérale par l'emploi simultané du *lait*, de la *saignée*, du *chloroforme*, du *chloral* et du *bromure de potassium*. Bordeaux, 1882.

Easley (E.-P.). — Puerpéral eclampsia treated with chloral hydrate and. morphia; six cases. Louisville *M. News*, 1881, XII, 112.

D'Espine. — *Archives de Tocologie*, 1884, p. 919.

Faust (C.-P.). — Large doses of *morphia* in puerperal Eclampsia, *Am. j. obst.* New-York, 1881, XIV, 416, 418.

Smith Maberley. — Du traitement des convulsions éclamptiques au moyen des injections hypodermiques de morphine. *The Lancet.*, 16 juillet 1881.

Stewart. — Puerperal eclampsia successfully treated by *chloral hydrate. Tr. philad. obst. soc.* (1880), 1881, 1-5.

Stoehlin. — De la compression de la carotide employée comme moyen thérapeutique dans les maladies convulsives. par Stoehlin. *Journal des connaissances médico-chirurgicales*, 1840, p. 185.

Stroynowsky. — *Centr. f. Gynäk.*, 1878, p. 480.

Stumpf. — Sur l'éclampsie puerpérale. *Centr. f. Gynäk.*, 1886, p. 459.

Suesscrett (J.-L.). — Venesection in puerperal eclampsia. *Am. journal obstétr.* 1884, 381.

Sykes (G.-S.). — Puerperal convulsion and the treatment by *Venesection. Texas, M. et S. Rec.* Galveston, 1882, II, 443, 449.

Tarnier. — De l'efficacité du régime lacté dans l'albuminurie des femmes enceintes et de son indication comme traitement préventif de l'éclampsie. *Progrès médical*, 1875, p. 734, et *Annales gynéc.*, 1876, t. V, p. 41.

Testut (L.). — De l'emploi de l'hydrate de chloral dans le traitement de l'éclampsie puerpérale. Mém. cour. par acad. médecine, conc. 1877. Paris, 1879.

Thayer (W. H.). — *Veratrum viride* in puerperal convulsions. Canada, *Pract. Toronto*, 1885, 76.

Triaire. — Cas graves d'éclampsie suivis de guérison, etc. *Gazette des hôpitaux.* Paris, 1880, p. 883, 899, 906.

Trush. — Hypodermic injections of morphine in puerperal eclampsia. *Obsétr. Gaz.* Cincinnati, 1883, 341.

Tucoulat. — Thèse, 1879.

Vineberg (H.-N.). — Puerperal albuminuria. Eclampsia. *Induction of premature labor.* Recovery. Canada, *M. et S. J.* Montreal, 1883, 4, 577.

12

TABLE

—

PREMIÈRE PARTIE

DEUXIÈME PARTIE

TROISIÈME PARTIE

QUATRIÈME PARTIE

CINQUIÈME PARTIE

ÉVREUX, IMPRIMERIE DE CHARLES HÉRISSEY